FORSCHUNGSBERICHTE DES LANDES NORDRHEIN-WESTFALEN

Nr. 1842

Herausgegeben im Auftrage des Ministerpräsidenten Heinz Kühn
von Staatssekretär Professor Dr. h. c. Dr. E. h. Leo Brandt

DK 612.215.4:612.22:612.015.3

Dozent Dr. med. Jürgen Stegemann
Dr. med. Karl Wilhelm Heinrich

Institut für Normale und Pathologische Physiologie
der Universität zu Köln

Studien über den respiratorischen Totraum
bei körperlicher Arbeit
und bei künstlicher Beatmung

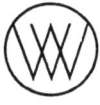

WESTDEUTSCHER VERLAG · KÖLN UND OPLADEN 1967

ISBN 978-3-663-03918-1   ISBN 978-3-663-05107-7 (eBook)
DOI 10.1007/978-3-663-05107-7

Verlags-Nr. 011842

© 1967 by Westdeutscher Verlag, Köln und Opladen

Gesamtherstellung: Westdeutscher Verlag ·

Inhalt

Einleitung ... 5
1. Physiologische Grundlagen ... 6
2. Totraumbestimmungen mit respiratorisch aktiven und inaktiven Gasen . 8
3. Der »physiologische« Totraum ... 11
4. Der »funktionelle« Totraum ... 11
5. Physiologischer und funktioneller Totraum bei körperlicher Arbeit ... 13
6. Der funktionelle Totraum im Tierversuch ... 14
A) Untersuchungen am arbeitenden Menschen ... 15
    1. Problemstellung ... 15
    2. Methodik ... 16
        a) Verwendete Geräte und Meßgrößen ... 16
        b) Auswertung der Versuche ... 17
        c) Durchführung der Versuche ... 18
    3. Ergebnisse ... 19
    4. Diskussion ... 31
        a) Der funktionelle Totraum bei Ruhe ... 32
        b) Der funktionelle Totraum bei Arbeit ... 33
        c) Beziehungen zwischen alveolarem Wirkungsgrad und der Atemform ... 35
        d) Beziehungen zwischen arteriellem pH-Wert, arteriellem pCO_2, CO_2-Abgabe und alveolarem Wirkungsgrad ... 36
B) Untersuchungen am künstlich beatmeten Hund ... 41
    1. Problemstellung ... 41
    2. Methodik ... 45
        a) Beatmung und Registrierung der Atmungsgrößen ... 45
        b) Bestimmung der Blutgase ... 46
        c) Durchführung der Versuche ... 46
    3. Ergebnisse ... 46
    4. Diskussion ... 48
Zusammenfassung ... 52
Literaturverzeichnis ... 53

Einleitung

Die vorliegenden Untersuchungen dienen einem theoretischen und einem praktischen Zweck zugleich: Theoretisch sollen sie einen Beitrag zum Problem der Gasdiffusion in der Lunge unter verschiedenen Atmungsformen bei Ruhe, bei körperlicher Belastung und bei künstlicher Beatmung liefern. Es sollen also die Größen untersucht werden, die die Totraumventilation bestimmen. Ferner soll aus den Ergebnissen ermittelt werden, wie weit der endexspiratorisch gemessene Kohlendioxyddruck der Alveolarluft repräsentativ für den Kohlendioxyddruck im arteriellen Blut ist und in welchem Bereich man ihn überhaupt mit den verfügbaren Methoden messen kann. Praktisch haben die Ergebnisse vor allem Bedeutung für zwei scheinbar voneinander entfernt liegende Gebiete: für die Arbeitsphysiologie und für die Anaesthesieologie. Ein zentrales Problem der Arbeitsphysiologie ist nach wie vor, die individuelle körperliche Leistungsfähigkeit in Maß und Zahl anzugeben. Die bisher bekannten Verfahren zur Messung der Leistungsfähigkeit benutzen als Meßgröße hauptsächlich die Pulsfrequenzzunahme bei und nach Arbeit in Relation zur Sauerstoffaufnahme oder zur Leistung (ASTRAND und Mitarbeiter (1954), E. A. MÜLLER (1950), REINDELL und Mitarbeiter (1960) u. a.).
In eigenen Untersuchungen (STEGEMANN [2, 3, 4, 5] (1963)) konnten wir die physiologischen Mechanismen, die diesen Methoden zugrunde liegen, weitgehend klären. Zusätzlich konnten wir aber auch wahrscheinlich machen, daß Atmung und Pulsfrequenz durch die gleichen Vorgänge im Muskel angetrieben werden (STEGEMANN, ULMER und BÖNING (1966)). Also kann man schließen, daß sich auch der Atemantrieb als Maß für die körperliche Leistungsfähigkeit verwenden läßt. Tatsächlich haben sich neuerdings auch aus den Untersuchungen von KESSELER (1966) sowie von ECKOLDT und ROTH (1966) Hinweise ergeben, daß dieser Schluß berechtigt ist.
Der Atemantrieb bei körperlicher Arbeit ändert sich charakteristisch, wenn man die Dauerleistungsgrenze überschreitet. Er ist nicht aus der Ventilation, sondern nur aus der Relation Ventilation zum arteriellen pCO_2 zu erfassen. Es ist deshalb notwendig, genaue Informationen über die normale Beziehung zwischen dem arteriellen pCO_2, den man nur stichprobenweise blutig messen kann, und dem endexspiratorischen pCO_2 zu gewinnen, den man einfach fortlaufend mit der Ultrarotabsorptionsmethode bestimmen kann. Hier einen Schritt weiter zu kommen, ist eine Aufgabe des vorliegenden Berichtes.
Während wir also bei der arbeitsphysiologischen Seite unserer Versuche die Regulation des arteriellen pCO_2 innerhalb und außerhalb des physiologischen Regelbereiches und damit innerhalb und außerhalb der Dauerleistungsgrenze näher untersuchen müssen, interessiert den Anaethesiologen das Problem aus einem ganz anderen Blickwinkel. Unter Narkose ist durch den Einfluß des Nar-

kotikums die normale Regulation gestört. Die Aufgabe des Anaesthesisten besteht nun darin, so gut wie möglich die Arbeit des gestörten Zentrums zu übernehmen. Er muß dafür sorgen, die Blutgasdrucke auch dann im physiologischen Bereich zu halten, wenn sich die Stoffwechselgröße und damit der Verbrauch oder die Produktion der Blutgase ändert. Bei der maschinellen Beatmung werden dazu Frequenz oder Hub verstellt. Die Schwierigkeit liegt dabei, die Wirkung der Verstellung zu kontrollieren. Hier ergeben sich zwei Hauptprobleme:

1. Wie ändert sich durch die Wirkung der Beatmung, die normalerweise mit leichtem Überdruck erfolgt, die Ventilation-Perfusionsbeziehung und damit die Beziehung zwischen dem arteriellen und dem endexspiratorischen CO_2-Druck? Diese Beziehung zu wissen, ist deshalb wichtig, da der arterielle pCO_2 konstant gehalten werden soll, fortlaufend jedoch nur der endexspiratorische CO_2-Druck gemessen werden kann.

2. Ändert sich bei maschineller Beatmung die Größe des funktionellen Totraumes so, daß der endexspiratorische CO_2-Druck gar nicht mehr dem alveolaren Druck entspricht?

Im folgenden Abschnitt werden wir deshalb zunächst eine Einführung in das Problem des Totraumes, der Alveolarluft und der Perfusions-Ventilationsrate geben und die historische Entwicklung soweit streifen, wie es zum Verständnis der heutigen Auffassung notwendig ist.

In den weiteren Abschnitten soll dann über die Methodik und die Ergebnisse unserer Versuchsreihen berichtet werden.

1. Physiologische Grundlagen

Ein Teil jedes Atemzuges erreicht die Alveolen nicht, sondern bleibt im respiratorischen Totraum, ohne für den Gasaustausch wirksam zu werden. ZUNTZ (1882) hob als erster hervor, wie wichtig es sei, die Größe des ungenutzten Teils der Atemluft zu kennen. ZUNTZ ging von rein anatomischen Vorstellungen aus und bezeichnete das Volumen der zuführenden Luftwege von der Nasen- bzw. Mundöffnung bis an die Enden der Bronchiolen als »schädlichen Raum«. Laut LOEWY (1894) soll er durch Ausgießen des Bronchialbaumes und der oberen Luftwege mit Gips an der Leiche einen anatomischen Totraum von 140 ml gefunden haben.

Wenn wir in der vorliegenden Arbeit die Größe der Totraumventilation bei körperlicher Anstrengung oder bei künstlicher Beatmung bestimmen wollen, so könnte man meinen, daß sich die Totraumventilation einfach aus dem Produkt aus anatomischem Totraum und Atemfrequenz errechnen ließe, Experimente also überflüssig seien.

LOEWY (1894) wies jedoch schon darauf hin, daß wegen der komplizierten Vorgänge bei der Atmung ein Wert, der durch Ausgießen der Luftwege gewonnen wurde, nicht ohne weiteres für physiologische Zwecke brauchbar sei. Weil er glaubte, die Luft im Totraum enthielte keine oder nur ganz geringe Kohlensäuremengen, versuchte er durch fortlaufende Analysen der Ausatemluft die Größe des Totraumes zu bestimmen. Es müßte ja dann erst, wenn das Volumen des Totraumes ausgeatmet wäre, CO_2 in der Exspirationsluft erscheinen. Bei seinen Versuchen stellte er aber fest, daß schon die ersten Teile der Exspirationsluft CO_2 enthielten, daß also eine Vermischung der Alveolarluft mit der Luft des Totraumes stattgefunden hatte.

Die Luft im Totraum entspricht in ihrer Zusammensetzung also nicht der Einatmungsluft und ist keineswegs durch eine scharfe Grenze am Eingang zu den Alveolen vom alveolaren Wirkraum getrennt. Vielmehr findet dauernd eine Durchmischung der beiden Gasphasen statt, die im wesentlichen durch zwei Faktoren verursacht wird: Erstens durch Diffusion entsprechend den Druckgradienten von CO_2 und O_2, zweitens durch die in den Luftwegen vorhandenen Strömungsverhältnisse. Nach ROHRER (1915) finden wir in den Atemwegen laminare Strömung, bei welcher der Axialstrom schneller fließt als der Randstrom. Die Diffusion von CO_2 aus dem Alveolarraum in den Totraum und von O_2 in umgekehrter Richtung bewirkt, daß ein Teil der Luft des anatomischen Totraumes doch noch für den Gasaustausch nutzbar gemacht werden kann. Im gleichen Sinne wirkt sich die laminare Strömung aus, weil bei der Inspiration schon Frischluft mit dem Axialstrom die Alveolen erreicht haben kann, bevor die Luft des Totraums völlig re-inspiriert wurde. Umgekehrt kann bei der Exspiration mit dem Axialstrom schon Alveolarluft ausgeatmet werden, bevor der Totraum vollständig ausgewaschen wurde.

Nur so ist es zu erklären, daß auch bei sehr flacher Atmung die Alveolen ventiliert werden, selbst wenn das Atemzugvolumen kleiner als das Volumen des anatomischen Totraumes ist (BRISCOE et al. (1954)). Außer dem anatomischen Totraum muß es also auch einen »physiologischen« Totraum geben. In welchem Ausmaß die Luft in den Alveolen durch einen Atemzug erneuert wird, hängt nicht von der Größe des anatomischen, sondern von der Größe des physiologischen Totraumes ab.

Der Einfluß der Diffusion wird besonders bei Atemanhalteversuchen deutlich; dabei wird der physiologische Totraum um so kleiner, je länger die Apnoe dauert (DuBois, FOWLER, SOFFER und FENN (1952)). ROHRER (1915) berechnete in einer theoretisch-mathematischen Arbeit, daß bei sehr kleinen Atemtiefen der physiologische nur ein Drittel des anatomischen Totraumes betrage.

Mit dem Begriff »physiologischer Totraum« ist kein Raum im geometrischen Sinne gemeint, sondern eine gedankliche Abstraktion. Die Abb. 1 nach ROSSIER, BÜHLMANN und WIESINGER (1958) soll das verdeutlichen. Unmittelbar vor der Exspiration entsprechen die Verhältnisse in Wirklichkeit dem Schema A, d. h. die Alveolarluft geht in die Außenluft über, so daß von innen nach außen der O_2-Gehalt kontinuierlich zu-, der CO_2-Gehalt abnimmt. Dieser Übergang kann quantitativ im einzelnen nicht genau erfaßt werden. Man denkt sich daher einen Teil der Lunge nur mit Alveolarluft, den anderen Teil mit Außenluft gefüllt (Schema B). An der Basis der beiden Säulen herrscht die gleiche Gaskonzentration, und die Gesamtheit der Schraffur (Fläche × Intensität) ist in beiden Säulen gleich.

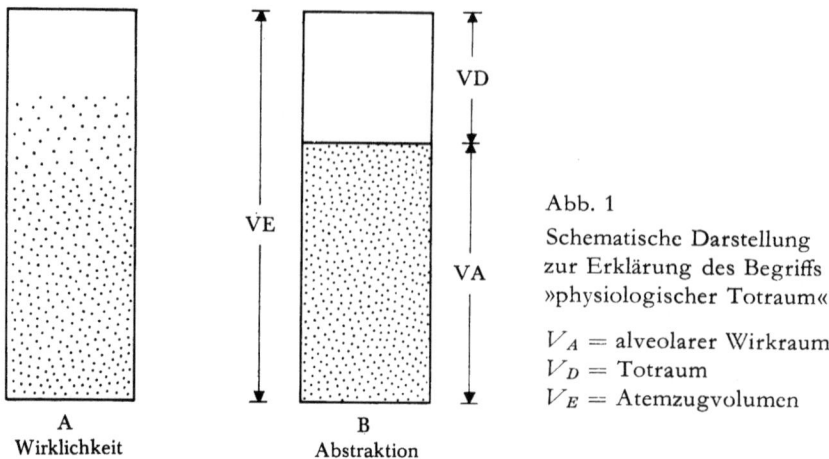

Abb. 1

Schematische Darstellung zur Erklärung des Begriffs »physiologischer Totraum«

V_A = alveolarer Wirkraum
V_D = Totraum
V_E = Atemzugvolumen

Schema B erklärt auch die Berechnung des physiologischen Totraumes nach der Bohrschen Formel. BOHR (1891) hatte einen konstanten Totraum von 140 ml angenommen und damit nach der Formel

$$V_E \cdot C_E = V_D \cdot C_I + (V_E - V_D) \cdot C_A$$

die Gaskonzentration der Alveolarluft berechnet.

V_E = Atemzugvolumen
V_D = Totraumvolumen
C_A, C_E, C_I = mittlere Gaskonzentration in der Alveolar-, Exspirations- und Inspirationsluft

Die Bohrsche Formel besagt, daß die exspirierte Menge des Gases ($V_E \cdot C_E$) in zwei Portionen zerlegt gedacht werden kann, eine Portion ($V_D \cdot C_I$), die aus dem Totraum stammt und der die Konzentration der Einatmungsluft entspricht und eine zweite Portion ($V_E - V_D) \cdot C_A$, die aus dem Alveolarraum stammt und der die Konzentration des Gases in den Alveolen entspricht. Von den fünf Größen der Formel sind drei (V_E, C_E und C_I) leicht zu bestimmen, um den Totraum V_D berechnen zu können, muß aber auch die Alveolarluftkonzentration C_A bekannt sein.

2. Totraumbestimmungen mit respiratorisch aktiven und inaktiven Gasen

HALDANE und PRIESTLEY (1905) entwickelten deshalb eine Methode, mit der sie die Alveolarluftkonzentration eines Gases direkt bestimmen konnten: Bei der Ausatmung durch einen Gummischlauch wurden nahe dem Mundstück zwei Proben der Ausatmungsluft entnommen. Die erste, nachdem die Versuchsperson sofort nach einer normal tiefen Inspiration möglichst schnell und tief exspiriert hatte, die zweite, nachdem sie im Anschluß an eine normale Exspiration weiter tief ausatmete. Den beiden Proben sollten die minimale bzw. maximale CO_2-

Konzentration der Alveolarluft entsprechen. Das arithmetische Mittel wurde in die Bohrsche Formel eingesetzt; es sollte die mittlere alveolare CO_2-Konzentration darstellen. Der so errechnete Totraum, den die Autoren »effective dead space« nannten, betrug bei zwei Versuchspersonen durchschnittlich 189 ml bzw. 142 ml.

Mit dieser Methode haben noch viele Autoren den physiologischen Totraum unter den verschiedensten Bedingungen bestimmt. DOUGLAS und HALDANE (1912) führten Untersuchungen bei Ruhe und nach leichter Arbeit durch. Während man bis dahin geglaubt hatte, der Totraum wäre mehr oder weniger konstant, fanden diese Autoren nun, daß sich bei einer Zunahme der Atemtiefe von 457 auf 3145 ml der Totraum von 160 auf 622 ml vergrößerte. Sie führten dies auf eine passive Bronchialdilatation zurück, die den Strömungswiderstand in den Luftwegen verringern sollte.

Auch CAMPBELL, DOUGLAS und HOBSON (1914) stellten fest, daß der Totraum deutlich zunahm, wenn das Atemvolumen durch Zusatz von CO_2 zur Inspirationsluft vergrößert wurde. HALDANE (1915) untersuchte den Totraum, wenn bei abnehmender Atemfrequenz die Atemtiefe gesteigert wurde. Auch hier fand er, daß der Totraum mit der Atemtiefe stark zunahm. Da eine Totraumvergrößerung von über 700 ml wohl kaum nur auf eine Bronchialdilatation zurückgeführt werden konnte, erklärte HALDANE die Zunahme mit einer mechanischen Dehnung der »Atrien« (MILLER (1893)), worunter er die Räume verstand, wohin sich die terminalen Bronchiolen öffnen.

Auch HENDERSON et al. (1915) fanden eine Zunahme des physiologischen, oder – wie sie ihn nannten – des »virtuellen« Totraumes, der bei abdominaler größer als bei costaler Atmung war. Die Vergrößerung des Totraumes wurde daher vor allem auf eine Streckung und Verlängerung der zuführenden Luftwege bei der Einatmung zurückgeführt.

Die Methode von HALDANE und PRIESTLEY wurde mit ähnlichen Ergebnissen auch von KRZYWANEK et al. (1922[1,2]), von HECKSCHER et al. (1931), von MONCRIEFF (1933) und von KALTREIDER et al. (1938) angewandt.

Die Ergebnisse aller Autoren, die den physiologischen Totraum mit dieser Methode untersuchten, stimmten also darin überein, daß der Totraum bei großem Atemvolumen zunahm, wobei die Atemtiefe willkürlich, durch CO_2-Atmung oder durch Arbeit vergrößert wurde.

AITKEN und CLARK-KENNEDY (1928) beschritten einen neuen Weg, indem sie die Ausatmung in sechs Portionen zerlegten und getrennt analysierten. Sie erhielten auf diese Weise eine Kurve, die den Verlauf der CO_2-Konzentration während der Exspiration darstellte. Aus dieser Kurve bestimmten sie graphisch den Totraum und fanden wie HALDANE und PRIESLEY, daß der Totraum mit wachsender Atemtiefe zunahm.

GROSSE-BROCKHOFF und SCHOEDEL (1936[1,2]) haben dieses Prinzip der fraktionierten Analyse der Exspirationsluft weiter verbessert. Bei ihren Versuchen nahm der Totraum bei Arbeit eher ab. Sie führten dies darauf zurück, daß durch Turbulenz in den Atemwegen bei Arbeit Totraum- und Alveolarluft stärker miteinander vermischt würden.

Um die methodischen Schwierigkeiten, die einer direkten Alveolarluftanalyse im Wege stehen, zu umgehen, führten PAPPENHEIMER, FISHMAN und BORRERO (1952) eine Methode ein, mit der sie den physiologischen Totraum bestimmten, ohne den alveolaren CO_2-Druck zu benötigen. Die Autoren hielten während der Versuche die arterielle O_2-Sättigung konstant (iso-saturation-method) und setzten voraus, daß dann auch die alveolaren O_2- und CO_2-Spannungen konstant wären. Durch graphische Lösung der Bohrschen Formel bestimmten sie den Totraum und stellten fest, daß Änderungen des Atemvolumens bei Ruhe und leichter Arbeit die Größe des Totraumes nicht beeinflussen. FISHMAN (1954) wies aber darauf hin, daß die iso-saturation-method von den Versuchspersonen ein hohes Maß an Mitarbeit verlangt und daher für eine breite Anwendung – vor allem bei Arbeit – nicht geeignet ist.

Im Jahre 1910 führte SIEBECK die Wasserstoffmethode ein. Dabei wurde der Inspirationsluft eine bestimmte Menge H_2 zugesetzt und aus der Bohrschen Formel und den entsprechenden H_2-Konzentrationen der Totraum berechnet. SIEBECK (1911) fand, daß die Größe des Totraumes von der Atemmittellage abhängig war; einen sicheren Einfluß der Atemtiefe auf den Totraum stellte er jedoch nicht fest. Auch KROGH und LINDHARD (1913) benutzten die Wasserstoffmethode bei ihren Untersuchungen. Sie fanden ebenfalls keine wesentliche Zunahme des Totraumes, wenn die Atemtiefe bei Arbeit erhöht war, und deshalb hielten sie die nach der Methode von HALDANE und PRIESTLEY unter gleichen Bedingungen gefundenen Werte für zu hoch. Die Kritik an der CO_2-Bestimmung in der Alveolarluft nach HALDANE und PRIESTLEY (KROGH und LINDHARD (1913, 1914 und 1917)) löst eine lang dauernde Kontroverse zwischen der Kopenhagener und der Oxforder Schule um die Frage der Totraumbestimmung aus. Die Kritik richtete sich vor allem gegen den Zeitpunkt, zu dem die Alveolarluftproben entnommen werden sollten: Zwar sei der CO_2-Gehalt der Alveolarluft am niedrigsten am Ende der Inspiration, am höchsten jedoch kurz nach Beginn der nächsten Inspiration, nachdem die CO_2-haltige Luft des Totraumes wieder re-inspiriert wurde.

Bei fraktionierter Analyse einzelner Portionen der Exspirationsluft fanden KROGH und LINDHARD (1914), daß der prozentuale CO_2-Gehalt der exspirierten Alveolarluft bei Muskelarbeit der Zeit proportional ist, die seit Beginn der Exspiration vergangen ist. Da zur Entnahme der Alveolarluftprobe nach HALDANE und PRIESTLEY wenigstens eine halbe Sekunde erforderlich sei, und während dieser Zeit eine beträchtliche Menge CO_2 aus dem Blut abgegeben wird, würde der so bestimmte Wert zu hoch, und daher erkläre sich die Zunahme des Totraumes bei Arbeit. Die Versuche bei Ruheatmung ergaben eine nur allmähliche Zunahme der CO_2-Konzentration mit der Zeit, so daß der von HALDANE und PRIESTLEY bei Ruhe gefundene Wert zwar zu hoch, der Fehler aber nicht beträchtlich wäre.

KROGH und LINDHARD (1917) schlugen vor, die Alveolarluftprobe am Ende der normalen Exspiration zu entnehmen (end-normal-exspiration-method). Da sie nur eine unwesentliche Vergrößerung des Totraumes bei Arbeit feststellten, berechneten sie die alveolare Gaskonzentration, indem sie einen konstanten Wert für den Totraum in die Bohrsche Formel einsetzten. LINDHARD (1914) gab eine Formel an, mit der er die Größe des Totraumes aus der Truncuslänge berechnete und verwendete diesen Wert zur Berechnung der alveolaren Gaskonzentration.

3. Der »physiologische« Totraum

Heute haben wir die Möglichkeit, die CO_2-Konzentration in der Ausatmungsluft fortlaufend zu registrieren. Am meisten dazu benutzt wird das Ultrarot-Absorptions-Verfahren (LUFT (1943), FOWLER (1949), BRUCK, HAAS und ULMER (1954) und andere). Mit dieser Methode konnte festgestellt werden, daß bei willkürlich verlängerter Exspiration, wie sie bei der Alveolarluftgewinnung nach HALDANE und PRIESTLEY erforderlich ist, tatsächlich eine unter Umständen beträchtliche Zunahme des CO_2-Gehaltes erfolgt (RAHN und OTIS (1949), DUBOIS, FOWLER, SOFFER und FENN (1952)). Die Kritik KROGHS an der Methode von HALDANE und PRIESTLEY war also durchaus berechtigt; andererseits haben weitere Forschungen auch HALDANE und PRIESTLEY recht gegeben, nämlich insofern, als immer wieder eine Zunahme des physiologischen Totraumes bei Arbeit mitgeteilt wurde. Warum kamen aber KROGH und LINDHARD zu anderen Ergebnissen als HALDANE und PRIESTLEY?

HALDANE (1915) stellte schon die Forderung, der physiologische Totraum müsse mit physiologisch aktiven Gasen, also mit CO_2 oder O_2 bestimmt werden. Es ist aber besonders GROSSE-BROCKHOFF und SCHOEDEL (1936) zu verdanken, daß die unterschiedlichen Ergebnisse, die mit den Eigengas- und den Fremdgasmethoden bei der Totraumbestimmung erhalten werden, aufgeklärt wurden. Die Autoren machten darauf aufmerksam, daß mit Fremdgasen eine weitgehend dem anatomischen Totraum entsprechende Größe bestimmt würde, weil Fremdgase sich in bezug auf ihre Diffusionsgeschwindigkeit und ihre Absorptionsbedingungen in Schleimhäuten, Alveolarwänden und im Blut anders verhielten als CO_2 und O_2. Wenn nach Arbeit vermehrt CO_2 aus dem Blut in die Alveolen abgegeben wird, und aus diesem Grund die alveolare CO_2-Konzentration zunimmt, so ist das mit einem Fremdgas, z. B. mit Wasserstoff, überhaupt nicht zu erfassen. Außerdem dringt Wasserstoff, der viel schneller diffundiert als CO_2 und O_2, in alle Alveolen ein, gleichgültig, ob sie gut oder schlecht ventiliert werden und auch in Alveolargebiete, in denen wegen mangelnder Durchblutung kein oder nur wenig Gasaustausch stattfindet, die also effektiv dem Totraum angehören, mit Fremdgasmethoden aber nicht als Totraum erfaßt werden.

Die Fremdgasmethoden sind also dazu geeignet, den anatomischen Totraum zu bestimmen. Zu diesem Zweck wurden sie weiter verbessert und z. B. von BIRATH (1944, 1959) benutzt. Der physiologische Totraum muß dagegen mit den am Gasaustausch beteiligten Gasen CO_2 oder O_2 bestimmt werden.

4. Der »funktionelle« Totraum

Es blieb nun aber die Frage offen, wie der alveolare CO_2-Druck zu messen sei, der für die Berechnung des physiologischen Totraumes notwendig ist. Die

Schwierigkeit bestand darin, den CO_2-Druck zu bestimmen, der tatsächlich an den Alveolarwandungen für den Gasaustausch wirksam wird, einen Wert also, der sowohl zeitlich im Verlauf des Atemzyklus schwankt, als auch örtlich in verschiedenen Alveolargebieten und in den einzelnen Alveolen unterschiedlich sein kann.

Weil auch bei erhöhtem CO_2-Angebot aus dem Blut, z. B. bei Arbeit, unter physiologischen Bedingungen immer ein vollständiger Druckausgleich durch die alveolokapilläre Membran erfolgt, haben unabhängig voneinander ENGHOFF (1938), ROSSIER und MÉAN (1942) sowie RILEY und COURNAND (1946) eine indirekte Bestimmung der alveolaren über die arterielle CO_2-Spannung vorgeschlagen und diesen Wert zur Berechnung des Totraumes in die Bohrsche Formel eingesetzt. RILEY und COURNAND (1949) bezeichneten die auf diese Weise bestimmte Alveolarluft als »ideale« Alveolarluft, da der arterielle CO_2-Druck als örtlich und zeitlich integrierter Wert des gesamten alveolaren CO_2-Druckes aufgefaßt werden kann. Der mittels des arteriellen CO_2-Drucks berechnete Totraum wird nach ROSSIER und MÉAN als »funktioneller« Totraum bezeichnet. Weil der arterielle CO_2-Druck immer durch mehrere Atemzüge eingestellt wird, ist es sinnvoller, statt des funktionellen Totraumes die Totraumventilation zu berechnen (ROSSIER und MÉAN (1942)).

Mehrere Untersucher haben geprüft, zu welchem Zeitpunkt im Verlauf des Atemzyklus die ausgeatmete Alveolarluft am ehesten der mittleren Alveolarluft entspricht (DILL et al. (1927[1, 2]), RILEY et al. (1946), RAHN et al. (1949), SUSKIND et al. (1950) und ASMUSSEN und NIELSEN (1957)). BANNISTER et al. (1954) sowie ROSSIER et al. (1958) empfehlen, die Alveolarluft am Ende der Exspiration zu entnehmen. Dagegen glaubt z. B. YOUNG (1955), mit dieser Methode würden besonders bei Arbeit zu hohe Werte gemessen. Nach DUBOIS, BRITT und FENN (1952) wird der mittlere alveolare CO_2-Druck am besten kurz nach der zeitlichen Hälfte der Exspiration bestimmt.

Wenn auch zwischen Blut und Alveolarluft ein vollständiger Druckausgleich für CO_2 stattfindet, so können doch Unterschiede zwischen mittlerem alveolarem CO_2-Druck und dem CO_2-Druck im linken Herzen bzw. in den peripheren Arterien auftreten. Diese arteriell-alveolaren Druckgradienten können dadurch verursacht sein, daß venöses dem arteriellen Blut beigemischt wird. Ein geringer arterio-venöser »shunt« kann z. B. durch die in den linken Vorhof mündenden venae cordis minimae (Thebesische Venen) oder durch Anastomosen mit Bronchialvenen erfolgen. Wichtiger für die Frage des funktionellen Totraumes ist aber das Verhältnis von Ventilation zur Durchblutung in den einzelnen Alveolen, die »ventilation/perfusion ratio« der Autoren RILEY und COURNAND (1949). Eine durchblutete, aber nicht oder zu wenig ventilierte Alveole verursacht, daß der arterielle größer als der alveolare CO_2-Druck wird, weil diese Alveole den Lungenvenen Blut zuführt, das nicht von CO_2 befreit wurde. Eine beatmete, aber nicht mit Blut durchströmte Alveole bewirkt, daß der alveolare kleiner als der arterielle CO_2-Druck ist. Diese Alveole wird in den funktionellen Totraum einbezogen (alveolarer Totraum nach SEVERINGHAUS und STUPFEL (1957), Paralleltotraum nach FISHMAN (1954)). Unterschiede zwischen arteriellem und alveolarem CO_2-

Druck bestehen nicht, wenn das Ventilations-Perfusions-Verhältnis in allen Alveolen gleichmäßig verändert ist.

Die Abb. 2, die nach SEVERINGHAUS und STUPFEL (1957) modifiziert ist, soll verdeutlichen, auf welche Weise ein verändertes Ventilations-Perfusions-Verhältnis zur Entstehung von Alveolartoträumen führt und damit den funktionellen Totraum vergrößert.

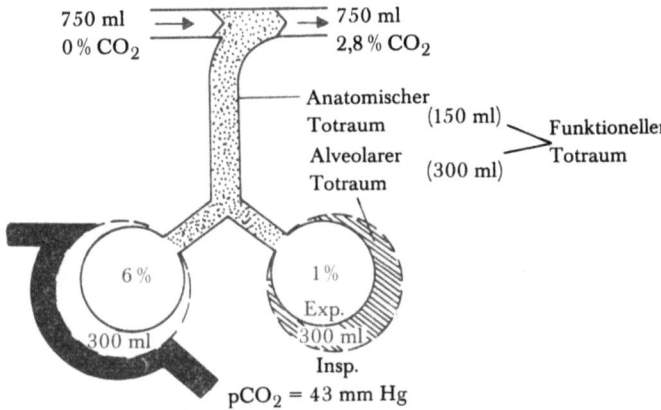

Abb. 2 Die Abbildung stellt schematisch dar, auf welche Weise eine Veränderung des Ventilations-Perfusions-Verhältnisses einzelner Alveolen und Alveolargebiete zur Entstehung von alveolarem Totraum führt. Die rechte Alveole ist nicht durchblutet. Eine Ventilierung dieser Alveole ist zwecklos, da kein Gasaustausch stattfinden kann. Es läßt sich errechnen, welche Gasvolumina und -drucke gemessen würden, wenn eine ganze Lungenhälfte nicht durchblutet würde: Bei einem pCO_2 von 43 mm Hg im Blut enthielten die normal durchbluteten Alveolen 6% CO_2. Die nicht durchbluteten Alveolen sollen durch Inspiration von Totraumgas 1% CO_2 enthalten. Das Zugvolumen jeder Lungenhälfte solle 300 ml, der anatomische Totraum 150 ml betragen. Berechnet man nun nach der Bohrschen Formel den Totraum, so erhält man bei Verwendung des arteriellen pCO_2 (43 mm Hg bzw. 6%) einen Wert von 400 ml, bei Verwendung des mittleren alveolaren CO_2-Gehaltes (3,5%) jedoch nur 150 ml (nach SEVERINGHAUS und STUPFEL 1957)

5. Physiologischer und funktioneller Totraum bei körperlicher Arbeit

Wurde der physiologische Totraum aus dem endexspiratorischen CO_2-Druck errechnet, so wurde immer eine Zunahme des Totraumes bei Arbeit gefunden (z. B. BANNISTER et al. (1954)). Dagegen stellte YOUNG (1955) bei gleich großem Atemvolumen keinen deutlichen Unterschied zwischen der Größe des physiologischen Totraumes bei Ruhe und Arbeit fest. YOUNG, wie auch ULMER und STAMMBERGER (1959) benutzten zur Berechnung des Totraumes den kurz nach der zeitlichen Hälfte der Exspiration bestimmten CO_2-Druck. ULMER et al. konnten feststellen, daß der physiologische Totraum, wenn die Atmung durch Arbeit vertieft war, nicht so stark zunahm wie bei willkürlich vertiefter Atmung.

Der Anteil des Totraumes am Atemzugvolumen betrug bei Normalatmung 25% und nahm mit zunehmender Atemtiefe ab, und zwar bei Arbeit steiler als bei willkürlich vertiefter Atmung. Die Autoren führten dies auf die bei Arbeit stärkeren herzsynchronen Mischungsvorgänge in der Lunge zurück (siehe auch ULMER (1959)).

Man sollte nun meinen, daß die Ergebnisse jener Untersucher, die den funktionellen Totraum mit dem arteriellen CO_2-Druck berechneten, miteinander übereinstimmten. Das ist aber nicht der Fall. Klarheit darüber, wie sich der funktionelle Totraum bei Arbeit verhält, konnte noch nicht erzielt werden. So fanden ROSSIER und BÜHLMANN (1950) bei Arbeit mit einer Atemtiefe von etwa 3 Litern einen Totraum von 1000 ml. Danach würden also rund ein Drittel jedes Atemzuges auf den funktionellen Totraum entfallen und zwei Drittel für den Gasaustausch wirksam werden. Ähnlich hohe Totraumwerte wurden jedoch von anderen Autoren nicht mitgeteilt. COOPER et al. (1953) fanden, daß bei durch CO_2-Atmung verursachter Hyperpnoe der funktionelle Totraum zunahm. Dagegen konnten COHN et al. (1954) bei Arbeit keine sichere Zunahme des funktionellen Totraumes feststellen. ASMUSSEN und NIELSEN (1957) wiederum teilten Totraumwerte von durchschnittlich 170 ml in Ruhe und 360 ml bei Arbeit mit.

Alle diese Autoren führten den bei Arbeit vergrößerten Totraum auf das erhöhte Atemzugvolumen zurück. Eine Beziehung zur Atemfrequenz wurde zwar wiederholt diskutiert (ENGHOFF (1931), ROSSIER et al. (1958)), quantitative Ergebnisse über den Einfluß der Frequenz auf den funktionellen Totraum bei Arbeit liegen jedoch nicht vor. HERBERG, REICHEL und ULMER (1960) stellten fest, daß der physiologische Totraum von der Ausatemgeschwindigkeit abhängig war. Da im allgemeinen eine hohe Atemfrequenz auch mit einer hohen Ausatemgeschwindigkeit einhergeht, sprechen diese Befunde dafür, daß der physiologische Totraum durch eine hohe Frequenz vergrößert wird.

6. Der funktionelle Totraum im Tierversuch

SEVERINGHAUS und STUPFEL (1957) stellten bei Hunden eine steile, lineare Zunahme des funktionellen Totraumes mit wachsender Atemtiefe fest. Dabei bestand kein Unterschied zwischen Spontanatmung und definierter Beatmung (Beatmungsmaschine). Ebenfalls an Hunden wurde von LIM, LUFT und GRODINS (1958) durch Vagotomie eine starke Abnahme der Atemfrequenz bei entsprechend vergrößerter Atemtiefe erzeugt. Die Gesamtventilation (Atemminutenvolumen) blieb etwa gleich. Die alveolare Ventilation nahm nach der Vagotomie um etwa 40% zu, wodurch es zu einer respiratorischen Alkaliämie kam. Das Verhältnis von alveolarer Ventilation zur Gesamtventilation (der alveolare Wirkungsgrad) stieg von 44% vor bis auf 54% nach der Vagotomie an.

ALBERS (1961) erzeugte eine starke Zunahme der Atemfrequenz bei abnehmender Atemtiefe, indem er durch exogene Wärmezufuhr an Hunden Wärmehecheln auslöste. Bekanntlich benutzt der Hund seinen Atemapparat nicht nur für den Gasaustausch, sondern auch zur Wärmeregulation beim Hecheln. Dabei soll möglichst viel Luft in den oberen Luftwegen, also im Totraum, ventiliert werden, ohne daß der Gasaustausch in den Alveolen wesentlich beteiligt wird. ALBERS konnte zeigen, daß der alveolare Wirkungsgrad beim Hecheln stark abnahm. Dabei war eine gesetzmäßige Abhängigkeit von der Atemfrequenz festzustellen, indem im Bereich der niedrigen Frequenzen die Abnahme schnell, im Bereich der höheren Frequenzen immer langsamer erfolgte. Der funktionelle Totraum war linear von der Atemtiefe, die Steilheit dieser Regression von der Atemfrequenz abhängig.

Diese Befunde konnte STEGEMANN (1963[1]) am künstlich beatmeten Hund bestätigen und zusätzlich zeigen, daß die Größe der Totraumventilation von der CO_2-Abgabe abhängig ist; der Totraumanteil an der Gesamtventilation wird mit zunehmender CO_2-Abgabe – unter sonst gleichen Bedingungen – kleiner, der alveolare Wirkungsgrad nimmt also zu.

A) Untersuchungen am arbeitenden Menschen

1. Problemstellung

Wenn wir die Ergebnisse der neueren Untersuchungen zusammenfassen, so ergibt sich also folgendes Bild: Der funktionelle Totraum nimmt mit steigendem Atemzugvolumen zu. Beim Hund wurde festgestellt, daß außerdem eine hohe Atemfrequenz den funktionellen Totraum vergrößert. Bei gleicher Atemfrequenz und gleichem Atemzugvolumen ist der funktionelle Totraum dann kleiner, wenn mehr CO_2 abgegeben wird.

Nun ist aus arbeitsphysiologischen Untersuchungen bekannt (neuere Meßwerte z. B. KESSELER (1966)), daß Atemfrequenz und Atemzugvolumen bei verschiedenen Personen unter sonst gleichen Bedingungen unterschiedlich sind. Würden die Ergebnisse, die beim Hund gefunden wurden, auch auf den Menschen anwendbar sein, so würde derjenige, dessen Atemfrequenz bei Arbeit steiler zunimmt, viel mehr Totraumventilation haben. Andererseits könnte die bei Arbeit vermehrte CO_2-Abgabe den Totraumanteil an der Gesamtventilation wieder abnehmen lassen, so daß die Effektivität der Atmung zunehmen würde. Wie weit diese gegenteiligen Einflüsse sich kompensieren, oder für die individuelle Leistungsfähigkeit der Atmung verantwortlich sind, soll im ersten Teil dieser Arbeit untersucht werden.

Dabei interessiert zunächst die Abhängigkeit des funktionellen Totraumes von der Leistung. Ferner soll der Anteil der alveolaren Ventilation an der Gesamtventilation, also der alveolare Wirkungsgrad, bestimmt werden. Außerdem soll das Verhalten des arteriellen CO_2-Druckes bei Arbeit untersucht und mit dem gleichzeitig gemessenen endexspiratorischen CO_2-Druck verglichen werden. So soll festgestellt werden, ob die jeweilige Leistung oder die Atemform Einfluß auf das Ventilations-Perfusions-Verhältnis in der Lunge haben.

2. Methodik

Die Versuche wurden an vier männlichen Studenten durchgeführt. Über die Daten der Versuchspersonen unterrichtet die Tab. 1.

Tab. 1

Vp	Alter (Jahre)	Größe (cm)	Gewicht (kg)	Anzahl der Versuche	Maximales Atemzugvol. (Liter)
H	25	176	62	13	5,0
J	27	170	70	9	4,4
K	25	174	70	9	4,6
S	25	187	87	11	6,7

a) Verwendete Geräte und Meßgrößen

Die Leistungsvorgabe erfolgte durch ein wirbelstromgebremstes Fahrradergometer nach E. A. Müller (1952), das mit einem Schrittmacher gekoppelt war, durch den die Zahl der Pedalumdrehungen auf 60/min konstant gehalten wurde.

Die Versuchsperson atmete über ein Einatmungsventil Raumluft ein, die Exspirationsluft gelangt über ein Ausatemventil durch einen Faltenschlauch zu einer Respirationsgasuhr (nach E. A. Müller und Franz (1952)). Über ein Zuntzsches Mundstück, das im vestibulum oris lag, war die Versuchsperson mit dem Ventil verbunden. Der Totraum des Ventilgehäuses (zwischen den Ventilen) betrug 32 ml; dieser Wert ist in den gemessenen Totraumgrößen enthalten. Die Nase war durch eine Klemme dicht verschlossen.

Ein Thermometer, das in die Gasuhr eingebaut war, zeigte die jeweilige Temperatur der Ausatmungsluft an. Durch eine mit dem Werk gekoppelte Doppelmembranpumpe wurde der Gasuhr fortlaufend ein aliquoter Anteil von 0,6% der Ausatemluft entnommen und in einen Gummibeutel abgezweigt. Die abgezweigte Luft diente zur Analyse der mittleren exspiratorischen CO_2- und O_2-Konzentration nach der Methode von Scholander (1947). Der Gummibeutel wurde nach der Empfehlung von E. A. Müller und Heising (1958) vor jedem Versuch etwa eine halbe Stunde lang mit CO_2-reicher Exspirationsluft gefüllt, um eine Sättigung der Gummiwand mit CO_2 zu erzielen. Kurz vor Versuchsbeginn wurde dann der Gummibeutel durch sorgfältiges Ausrollen luftleer gedrückt.

Aus dem Ventilgehäuse wurde kontinuierlich durch die Membranpumpe eines Ultrarot-Absorptions-Schreibers (URAS M) eine bestimmte Menge Luft abgesaugt. Sie durchlief die Meßkammer des URAS und wurde dann dem Exspirationsschlauch zugeführt. Der Verlauf der vom URAS gemessenen CO_2-Konzentration der einzelnen Atemzüge wurde von einem Mehrkanal-Direktschreiber auf Millimeterpapier aufgezeichnet. Um die geschriebenen Kurven auswerten zu können, wurde eine Eichskala hergestellt, indem die Instrumentenanzeige des URAS auf ganzzahlige Werte eingestellt und jeweils auf dem Schreiber gleichzeitig eine Eichlinie geschrieben wurde. Um die Auswertegenauigkeit zu erhöhen, wurden die Kurven über zwei getrennte Gleichspannungskanäle aufgezeichnet; die erste Kurve ließ eine genaue Ablesung zwischen 0 und 5%, die zweite zwischen 4 und 9% CO_2 zu. Bei jedem Versuch wurde außerdem für etwa 20 Exspirationen die Anzeige des Schreibers durch Vergleich mit der Anzeige an der Skala des URAS geprüft. Die eingebaute elektrische Eichung des URAS wurde bei jedem Versuch mit Gasproben bekannter Konzentration kontrolliert.

Um den arteriellen CO_2-Druck zu bestimmen, wurde die Methode von ASTRUP (1956) angewandt, die den Vorteil hat, daß man nur wenig Blut benötigt. Zwei bis drei Kapillaren werden mit Blut gefüllt, das nach Einstich in eine Fingerbeere gewonnen wird. Die Kapillaren sind mit Heparinsubstanz versehen, die verhindert, daß das Blut gerinnt. Nachdem eine Kapillare mit Blut gefüllt ist, wird ein Stück Eisendraht hinzugefügt, die Enden der Kapillare werden verschlossen und mit einem Magneten Blut und Heparin vermischt. Um eine anaerobe Glykolyse zu vermeiden, müssen die Kapillaren bis zur Analyse unter Eis aufbewahrt werden. Dann werden bei 38°C der aktuelle pH-Wert des Blutes und die pH-Werte nach Äquilibrieren mit zwei Gasgemischen bekannter CO_2-Konzentrationen gemessen. Aus dem Nomogramm von SIGGAARD-ANDERSEN (1962) kann der arterielle pCO_2 abgelesen werden.

Auf diesem Nomogramm (ausführliche Darstellung bei SIGGAARD-ANDERSEN (1964)) ist auf der Abszisse der pH-Wert in linearem, auf der Ordinate der pCO_2 in logarithmischem Maßstab aufgetragen. Im Blut sind im physiologischen Bereich die Beziehungen zwischen pH und $\log pCO_2$ weitgehend linear, so daß sich in diesem Nomogramm eine Gerade ergibt, wenn man die bei zwei bekannten CO_2-Drucken gemessenen pH-Werte einzeichnet. Für den aktuellen pH kann man auf dieser Geraden den entsprechenden aktuellen pCO_2 ablesen.

Das pH-Meter wurde vor jeder Messung mit einer Pufferlösung von pH 7,38 und von Zeit zu Zeit mit einer Pufferlösung von pH 6,84 geeicht.

b) Auswertung der Versuche

Die Gasuhrtemperatur wurde zu Beginn und am Ende jedes Versuches abgelesen und das arithmetische Mittel gebildet. Das durch die Gasuhr gemessene Atemvolumen wurde auf Lungenbedingungen (BTPS) umgerechnet und durch die Versuchszeit dividiert, um die Gesamtventilation (Atemminutenvolumen) zu erhalten. Aus der Summe aller Atemzüge während der Versuchszeit wurde die mittlere Atemfrequenz berechnet. Division der Gesamtventilation durch die Frequenz ergab das mittlere Atemzugvolumen (BTPS).

CO_2-Abgabe und O_2-Aufnahme pro Minute wurden durch Multiplikation der auf Standardbedingungen (STPD) reduzierten Gesamtventilation mit den abgegebenen CO_2- bzw. den aufgenommenen O_2-Prozenten errechnet. Dabei wurde nach den Empfehlungen von E. A. MÜLLER und SOLBACH (1958) vorgegangen.

Der endexspiratorische pCO_2 aller Exspirationen wurde addiert und durch die Zahl der Atemzüge der Versuchszeit dividiert, um den Mittelwert zu erhalten.

Die alveolare Ventilation wurde nach der Bohrschen Formel, in der Fassung von ROSSIER und MÉAN (1942), berechnet:

$$\dot{V}_A = \frac{\dot{V}_{CO_2 \text{ (STPD)}} \cdot k}{p_a CO_2}$$

$\dot{V}_A$ = alveolare Ventilation
$\dot{V}_{CO_2}$ = CO$_2$-Abgabe pro Minute
$p_a CO_2$ = arterieller CO$_2$-Druck
k = $\frac{273 + \text{Körpertemperatur}}{273} \cdot 760$.

Da $\dot{V}_{CO_2}$ unter STPD-Bedingungen eingesetzt wird, und die Körpertemperatur mit 37°C angenommen wurde, ist $k = 862{,}5$.
Gesamtventilation minus alveolarer Ventilation ergab die Totraumventilation:

$$\dot{V}_D = \dot{V}_E - \dot{V}_A$$

Durch Division der Totraumventilation durch die Atemfrequenz wurde der funktionelle Totraum berechnet:

$$V_D = \frac{\dot{V}_D}{f}$$

c) Durchführung der Versuche

Die Raumtemperatur wurde während der Versuche durch eine Klimaanlage zwischen 21 und 23°C gehalten. Vor den Ruheversuchen lagen die Versuchspersonen mindestens eine halbe Stunde lang auf einer Liege, dann wurden die Versuche auf dem Fahrradergometer in der gleichen sitzenden Körperhaltung wie bei den Arbeitsversuchen durchgeführt.
Jedem Versuch ging eine Vorperiode von 5 Minuten, oder bei Leistungsstufen von über 9 mkp/sec, von 3 Minuten Dauer voraus, während der sich die Versuchsperson an die Versuchsbedingungen gewöhnen konnte. In dieser Zeit wurde weitgehend ein »steady state« erreicht, was man daran feststellen konnte, daß Atemfrequenz und endexspiratorischer pCO$_2$ einen über die Versuchsdauer etwa konstanten Wert erreicht hatten.
Die Versuchsperiode schloß sich ohne Übergang an die Vorperiode an, indem die Gasuhr eingeschaltet und damit begonnen wurde, das Exspirationsvolumen zu messen und einen Teil desselben zu sammeln. Nachdem die halbe Versuchzeit abgelaufen war, wurde das Blut zur Bestimmung des p_aCO$_2$ entnommen. Die Hand der Versuchsperson wurde vor der Blutentnahme zwei Minuten lang in heißes Wasser von etwa 40°C gehalten. Die dadurch verursachte Hyperämie sollte den Kapillaren der Fingerbeere möglichst viel arterielles Blut zuführen, wodurch gleichzeitig die Ergiebigkeit des Einstiches in die Fingerbeere gesteigert wurde. Es wurden zwei bis drei Kapillaren mit Blut entnommen.
Die Versuchsdauer betrug zwischen 7 und 12 Minuten. Sie mußte sich nach der Größe des Atemvolumens richten, da die Gasuhr maximal 0,6% der Exspirations-

luft abzweigte, und eine Mindestmenge zur Analyse vorhanden sein mußte. Die Exspirationsluft wurde sofort nach Versuchsende auf ihren CO_2- und O_2-Gehalt untersucht. Der arterielle pCO_2 wurde spätestens 20 min nach der Blutentnahme bestimmt; die Kapillaren wurden solange in Eiswasser aufgehoben.

3. Ergebnisse

In Tab. 2 sind die Meßdaten und errechneten Werte aller Versuche zusammengestellt. Ein Teil der Ergebnisse wurde außerdem durch Abbildungen veranschaulicht.
Spalte 3 der Tabelle und Abb. 3 zeigen, daß die für die Leistung notwendige O_2-Aufnahme im steady state proportional dieser Leistung zunahm. In Abb. 3 sind Linien gleichen Wirkungsgrades (η) eingezeichnet. Wie man sieht, entsprach die O_2-Aufnahme einem Wirkungsgrad zwischen 20 und 25% und lag damit für Fahrradergometerarbeit im Bereich normaler Werte (Normwerte z. B. bei STEGEMANN (1955)).

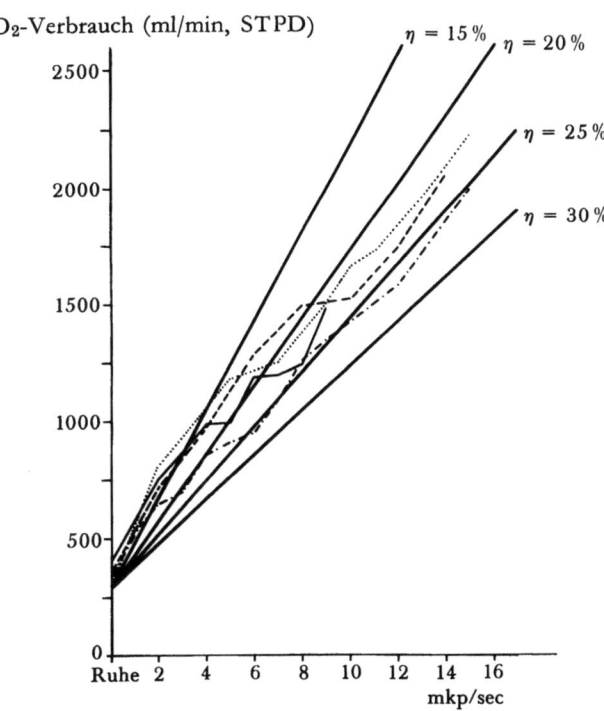

Abb. 3 Abhängigkeit des O_2-Verbrauchs von der Leistung. Die Parametergeraden stellen Linien gleichen Wirkungsgrades für einen einheitlichen Ruhesauerstoffverbrauch von 280 ml/min dar. Der Wirkungsgrad (η) liegt im Bereich der Normwerte für Fahrradergometerarbeit
Vp H –·–·–·   Vp J ———   Vp K – – – –   Vp S ·······

Tab. 2

1	2	3	4	5	6	7	8	9	10	11	12	13	14	15	16	17	18	19
$\left(\frac{mkp}{sec}\right)$	C_I-C_E O_2 %	$\dot{V}O_2$ ml/min STPD	C_ECO_2 %	p_ECO_2 mm Hg	$\dot{V}CO_2$ ml/min STPD	$\dot{V}CO_2$/kg ml/min kg STPD	$\dot{V}CO_2$/kgf ml/kg STPD	RQ	pH	p_aCO_2 mm Hg	p_ACO_2 mm Hg	$p_a-p_ACO_2$ mm Hg	f min^{-1}	$\dot{V}_E$ l/min BTPS	V_E ml BTPS	$\dot{V}_A$ l/min BTPS	V_D ml BTPS	$\dot{V}_A/\dot{V}_E$ %
Vp K																		
0	4,15	351	3,07	21,7	260	3,71	0,23	0,740	7,44	35,5	28,9	+ 6,6	16,4	10,35	632	6,31	247	61,0
2	5,31	719	4,42	31,4	599	8,55	0,48	0,832	7,33	45,1	40,6	+ 4,5	18,0	16,49	916	11,45	280	69,5
3	5,35	845	4,42	31,4	698	9,98	0,52	0,826	7,40	39,5	41,0	− 0,5	19,3	19,21	997	15,25	206	79,4
4	5,17	977	4,42	31,0	835	11,93	0,60	0,855	7,39	38,0	41,1	− 3,1	20,0	23,22	1161	18,95	213	81,6
6	5,68	1286	4,88	34,5	1105	15,78	0,93	0,859	7,36	43,5	39,2	+ 4,3	16,9	27,62	1634	21,91	338	79,3
8	5,24	1495	4,63	33,5	1321	18,86	0,91	0,884	7,36	42,5	44,2	− 1,7	20,8	34,07	1638	26,80	349	78,7
10	4,92	1515	4,80	34,3	1478	21,12	1,28	0,975	7,36	42,3	41,5	+ 0,8	16,4	37,19	2265	30,14	429	81,0
12	5,01	1737	4,91	34,5	1702	24,31	1,19	0,980	7,36	42,0	42,5	− 0,5	20,2	42,57	2112	34,95	378	82,1
14	4,57	2059	4,71	33,5	2122	30,31	1,58	1,031	7,34	36,2	40,4	− 4,2	19,2	54,73	2856	50,56	218	92,4
Vp J																		
0	2,22	404	2,49	17,7	453	6,47	0,53	1,122	7,51	34,0	20,0	+14,0	12,3	22,12	1794	11,49	862	51,9
2	5,57	749	4,49	32,2	603	8,62	0,55	0,806	7,37	41,5	41,5	0,0	15,8	16,20	1028	12,54	232	77,4
3	5,92	868	4,80	34,1	703	10,05	0,65	0,811	7,39	40,7	44,7	− 4,0	15,5	17,80	1152	14,91	187	83,8
4	5,78	985	4,72	33,8	804	11,49	0,71	0,817	7,38	45,2	43,1	+ 2,1	16,1	20,54	1276	15,34	323	74,7
5	5,67	990	4,73	33,6	822	11,74	0,74	0,834	7,36	48,5	44,8	+ 3,7	15,8	21,13	1337	14,62	412	60,2
6	5,59	1187	4,87	34,7	1034	14,77	0,83	0,871	7,38	45,0	44,6	+ 0,4	17,8	25,71	1444	19,82	331	77,1
7	5,64	1194	4,92	34,9	1042	14,88	0,87	0,872	7,39	46,0	43,6	+ 2,4	17,2	25,75	1497	19,53	361	75,9
8	5,88	1239	5,24	37,1	1104	15,78	0,93	0,891	7,33	53,0	46,8	+ 6,2	16,9	25,66	1519	17,97	455	70,0
9	5,74	1477	5,53	39,6	1423	20,33	1,05	0,963	7,36	46,0	46,2	− 0,2	19,3	31,04	1608	26,28	226	86,0

Tab. 2 (Fortsetzung)

VpH																		
0	3,68	340	3,24	23,3	332	5,36	0,49	0,880	7,39	37,0	31,0	+ 6,0	10,9	12,28	1124	7,74	416	63,0
0	2,65	534	2,58	18,2	296	4,77	0,44	0,973	7,47	35,0	24,3	+10,7	11,4	14,06	1231	7,30	592	51,9
1	4,36	654	3,52	25,3	431	6,95	0,45	0,807	7,42	36,2	36,0	+ 0,2	15,2	14,71	966	10,27	291	69,9
2	4,58	696	4,05	28,7	578	9,33	0,68	0,884	7,41	36,2	36,3	− 0,1	13,7	17,40	1270	13,78	264	79,2
3	4,57	859	4,14	29,7	630	10,17	0,66	0,906	7,41	39,5	41,3	− 1,8	15,3	18,32	1197	13,77	298	75,1
3	4,82	913	4,26	30,3	759	12,24	0,76	0,884	7,38	40,3	40,9	− 0,6	15,6	21,64	1387	16,25	346	75,1
4	4,90	950	4,41	31,7	821	13,25	0,83	0,900	7,38	41,5	41,2	+ 0,3	15,7	22,35	1421	17,07	336	76,4
5	5,01	1085	4,43	31,6	840	13,55	0,71	0,884	7,36	47,0	40,5	+ 6,5	18,6	22,93	1236	15,42	405	67,2
6	4,84	1261	4,44	32,0	996	16,06	0,95	0,917	7,34	45,3	40,8	+ 4,5	17,2	26,88	1563	18,96	460	70,5
7	4,89	1348	4,50	32,2	1240	20,00	1,10	0,920	7,38	40,8	41,4	− 0,6	18,3	33,25	1817	26,22	384	78,8
9	4,91	1420	4,61	32,5	1333	21,51	1,10	0,939	7,37	42,2	42,7	− 0,5	19,4	35,47	1825	27,25	423	76,8
11	5,37	1585	4,83	34,4	1425	22,99	1,64	0,899	7,39	40,5	39,0	− 1,5	13,7	35,80	2612	31,53	312	88,0
12	4,86	1994	4,57	32,2	1875	30,24	1,44	0,940	7,37	38,0	39,4	− 1,4	20,7	50,31	2429	42,55	374	84,6

VpS																		
0	2,96	305	2,81	20,0	290	3,33	0,22	0,949	7,48	34,0	26,1	+ 7,9	14,8	12,48	841	7,35	346	58,9
2	5,03	808	4,33	30,8	696	8,00	0,62	0,861	7,39	39,0	39,2	− 0,2	12,8	19,51	1530	15,39	324	78,8
3	5,69	928	4,70	33,4	766	8,81	0,59	0,826	7,37	44,0	38,9	+ 5,1	14,8	19,80	1338	15,02	323	75,9
5	6,58	1182	5,67	40,2	1019	11,71	1,06	0,862	7,37	44,0	45,3	− 1,3	11,0	21,90	1991	19,97	176	91,2
5	6,27	1250	5,45	38,3	1086	12,49	0,83	0,869	7,35	46,5	46,8	− 0,3	15,0	24,46	1631	20,15	287	82,4
7	6,96	1500	6,02	42,4	1297	14,91	1,65	0,865	7,31	45,5	53,3	− 7,8	8,7	26,40	3046	24,59	209	93,2
9	6,15	1514	5,65	39,4	1390	15,98	1,33	0,918	7,33	46,2	49,3	− 3,1	11,6	29,72	2569	25,96	325	87,3
9	6,15	1661	5,48	38,6	1480	17,01	1,21	0,891	7,35	41,0	45,5	− 4,5	13,7	33,14	2419	31,13	147	93,9
10	6,61	1719	6,05	43,1	1575	18,09	1,64	0,915	7,35	45,7	49,9	− 4,2	11,1	31,49	2827	29,70	161	94,3
11	6,47	1955	6,06	41,9	1831	21,04	1,62	0,937	7,31	47,0	47,7	− 0,7	13,0	37,75	2904	33,59	319	89,0
13	6,22	2219	5,82	41,4	2077	23,87	1,59	0,936	7,34	46,7	49,6	− 2,9	14,8	43,31	2926	38,36	334	88,6

Erklärung der verwendeten Symbole:

$\dot{V}_E$ = Gesamtventilation (Atemminutenvolumen)
V_E = Atemzugvolumen
$\dot{V}_A$ = alveolare Ventilation
$\dot{V}_D$ = Totraumventilation
V_D = funktioneller Totraum
$\dot{V}_{CO_2}$ = CO_2-Abgabe pro Minute
p_A, p_a, p_E = alveolarer, arterieller bzw. exspiratorischer Gasdruck
$\dot{V}_{O_2}$ = O_2-Aufnahme pro Minute
C_E, C_A, C_I = exspiratorische, alveolare bzw. inspiratorische Gaskonzentration
f = Atemfrequenz

Die CO_2-Abgabe pro kg Körpergewicht und pro Minute (Spalte 7 und Abb. 4) nahm ebenfalls bei allen Versuchspersonen proportional der Leistung zu. Die Steilheit des Anstiegs und die absolute Größe waren bei drei Versuchspersonen praktisch gleich, nur bei Vp S erfolgte der Anstieg bei zunehmender Leistung flacher, und der absolute Wert war niedriger.

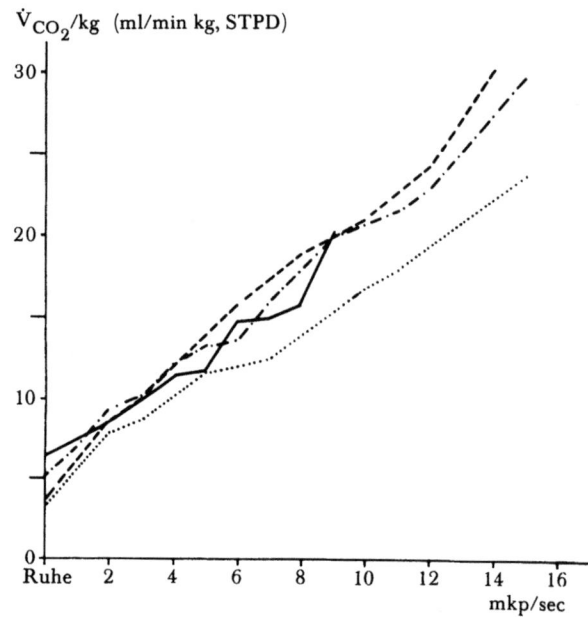

Abb. 4 Die Abhängigkeit der CO_2-Abgabe/min und pro kg Körpergewicht von der Leistung
Vp H $-\cdot-\cdot-$ Vp J ——— Vp K $----$ Vp S $\cdots\cdots$

Der über die Versuchszeit gemittelte respiratorische Quotient RQ (Spalte 9 und Abb. 5) war in der Regel um so höher, je größer die Leistung war. Bei den Ruheversuchen lag der RQ von drei Versuchspersonen erheblich über der Norm.
Der pH-Wert des Blutes zeigte mit steigender Leistung eine abfallende Tendenz (Spalte 10 und Abb. 6). Der höchste pH-Wert wurde bei einem Ruheversuch mit 7,51, der niedrigste pH-Wert bei Arbeit mit 7,31 gemessen.
Die Höhe des arteriellen und des endexspiratorischen pCO_2 (Spalten 11 und 12) ist in Abb. 7 dargestellt. Der arterielle lag bei Ruhe immer über dem endexspiratorischen pCO_2. Bei leichter Arbeit war der arterielle teils höher, teils niedriger, bei höheren Leistungsstufen aber immer niedriger als der endexspiratorische pCO_2. Besonders große arteriell-alveolare pCO_2-Gradienten (Spalte 13) wurden bei den Ruheversuchen gemessen. Bei den Vp H und K wurden die höchsten CO_2-Drucke bei mittleren Leistungsstufen festgestellt, während bei höherer Leistung der pCO_2 wieder niedriger war. Die Vp J und S zeigten auch bei höherer Leistung eine Zunahme des pCO_2, der pCO_2 erreichte also im untersuchten Bereich kein Maximum.

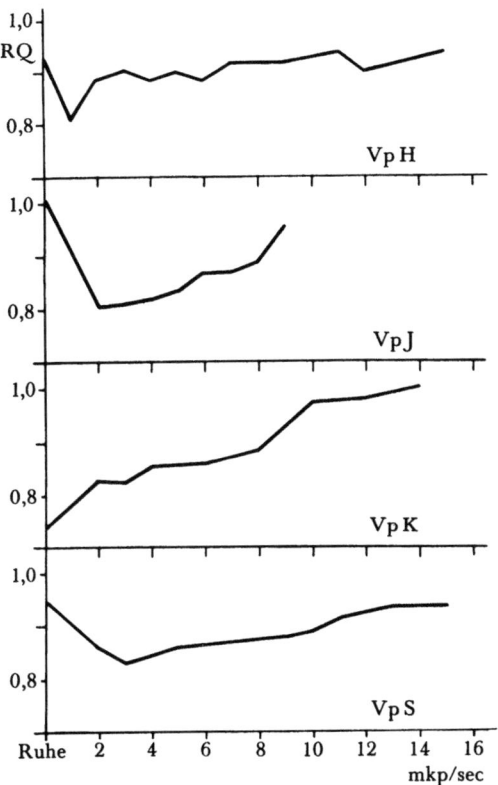

Abb. 5 Der respiratorische Quotient (*RQ*) in Abhängigkeit von der Leistung für die einzelnen Vp

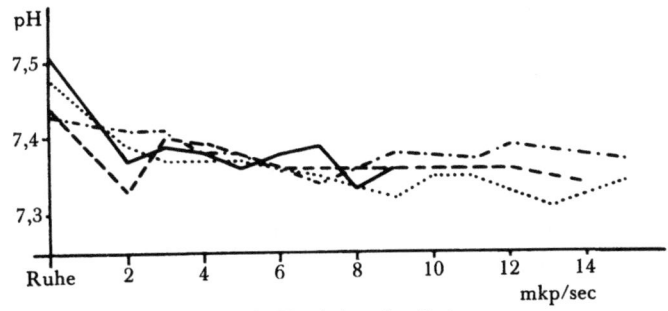

Abb. 6 Der arterielle *pH*-Wert als Funktion der Leistung
Vp H —·—·—·   Vp J ———   Vp K — — — —   Vp S ·······

Die Gesamtventilation $\dot{V}_E$ war erwartungsgemäß um so größer, je schwerer die Arbeit war (Spalte 15 und Abb. 8). Betrachtet man Abb. 8, so hat man den Eindruck, daß die Zunahme der Gesamtventilation bei steigender Leistung zunächst flacher, im Bereich höherer Leistungsstufen aber steiler erfolgt. Vergleicht man

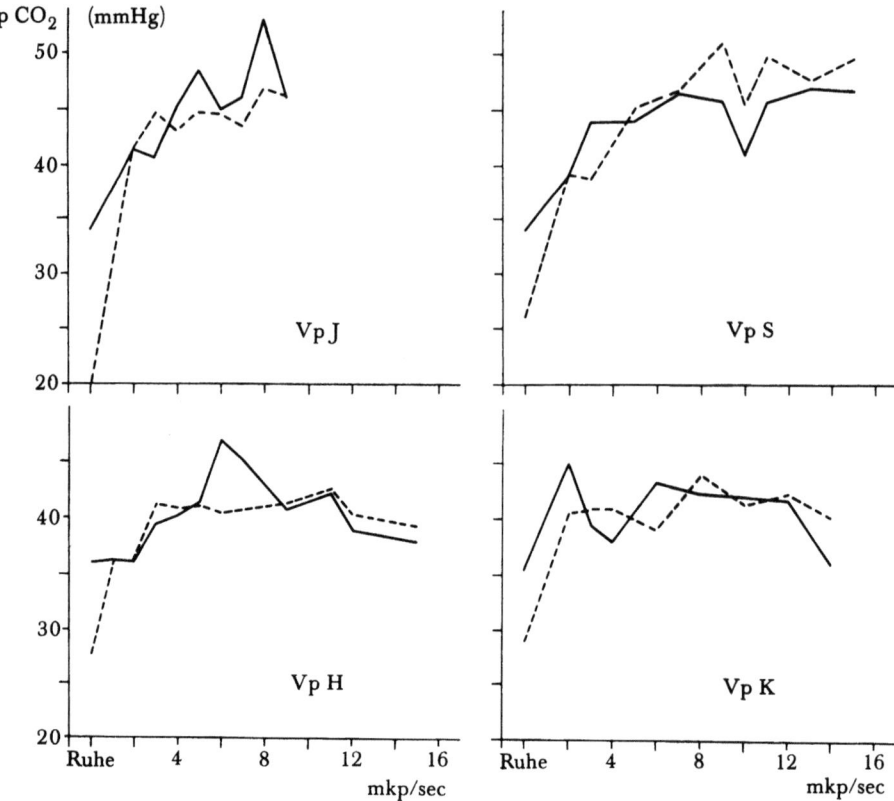

Abb. 7 Das Verhalten der arteriellen (durchgezogene Linien) und endexspiratorischen (unterbrochene Linien) CO_2-Drucke bei steigender Leistung für die einzelnen Vp

die Gesamtventilation der einzelnen Versuchspersonen, so ist festzustellen, daß bei Vp K die Gesamtventilation am steilsten zunimmt; es folgen die Vp H und J. Die Vp S (größtes Gewicht, größte Körperlänge und größtes maximales Atemzugvolumen) hatte bei Arbeit eine niedrigere Gesamtventilation als die übrigen Vp.

Um die jeweilige Gesamtventilation zu erreichen, machten die einzelnen Versuchspersonen unterschiedlichen Gebrauch von Atemfrequenz und Atemzugvolumen (Spalten 14 und 16, sowie Abb. 9). Bei Vp H und J stieg die Atemfrequenz von etwa 12/min bei Ruhe bis auf 21/min bei der höchsten Leistungsstufe an. Dagegen bewegte sie sich bei Vp K zwischen 10/min und 20/min, ohne im ganzen bei Arbeit zuzunehmen. Bei Vp S schwankte sie zwischen 9/min und 15/min und nahm bei Arbeit eher ab. Entsprechend dem unterschiedlichen Verhalten der Frequenz nahm bei Vp K und S das Atemzugvolumen bei Arbeit steiler zu als bei den Vp H und J. Die absolut größten Atemzugvolumen wurden bei Vp S gemessen (max. 3,04 l).

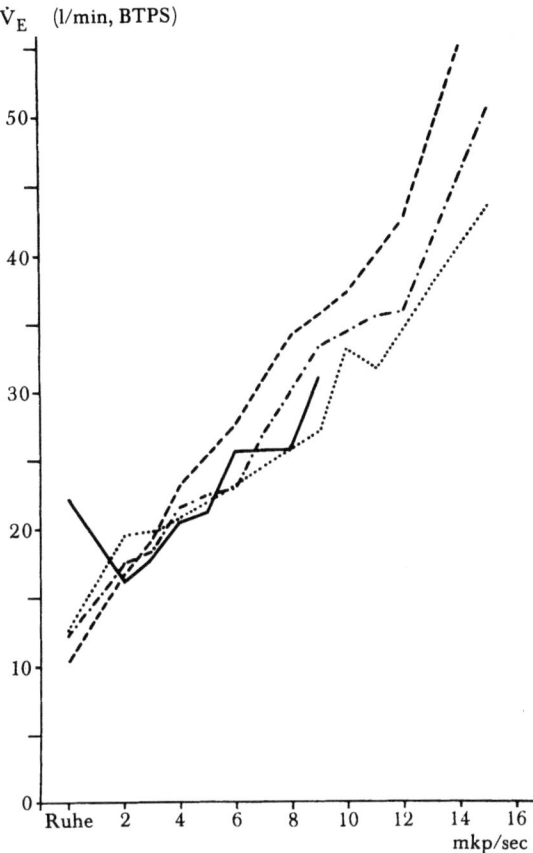

Abb. 8 Die Gesamtventilation ($\dot{V}_E$) als Funktion der Leistung
Vp H —·—·—·   Vp J ———   Vp K ————   Vp S ·······

Der funktionelle Totraum (Spalte 18) blieb bei Arbeit im Mittel konstant. Aus Abb. 10 ist zu ersehen, daß die Werte besonders bei Vp J stärker streuen. Tab. 3 zeigt die Mittelwerte und Standardabweichungen der Totraumwerte bei Arbeit für die einzelnen Vp. Besonders hervorstechend sind bei zwei Vp die hohen Totraumwerte bei Ruhe.

Tab. 3 Mittelwerte (Mw) und Standardabweichungen des funktionellen Totraumes bei Arbeit für die einzelnen Versuchspersonen

Vp	V_D (Mw) (ml, BTPS)	Standard- abweichung
H	355	± 61
J	316	± 94
K	295	± 81
S	261	± 78

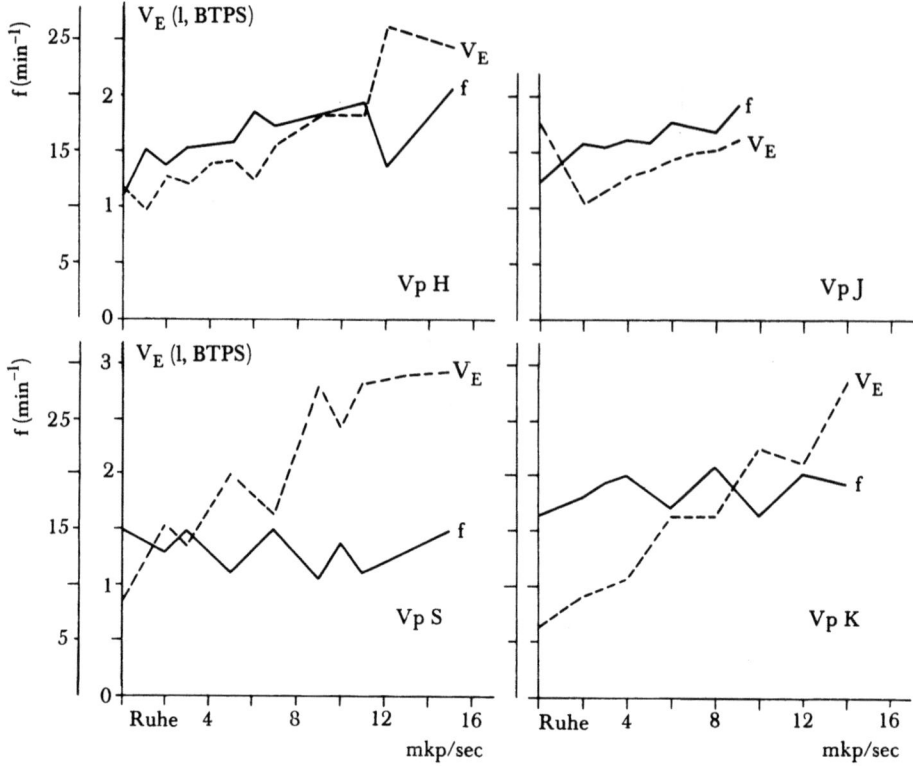

Abb. 9 Die Größe des Atemzugvolumens (V_E) und Atemfrequenz (f) bei den verschiedenen Leistungsstufen. Die Vp machten unterschiedlichen Gebrauch von Atemfrequenz und Atemzugvolumen

Da O_2-Aufnahme und CO_2-Abgabe bei allen Versuchspersonen im untersuchten Bereich etwa proportional der Leistung zunahmen, sind die Beziehungen zwischen funktionellem Totraum und diesen Faktoren die gleichen wie die Beziehungen zwischen Totraum und Leistung. Die Streubreite der Totraumwerte wird auch nicht verkleinert, wenn man die Größe des Totraumes auf das jeweilige Atemzugvolumen bezieht.

Die alveolare Ventilation nahm mit steigender Gesamtventilation zu (Spalte 17 und Abb. 11). Das Verhältnis von alveolarer Ventilation zur Gesamtventilation ist in Abb. 11 durch Linien gleichen alveolaren Wirkungsgrades veranschaulicht. Wie man sieht, liegen die Meßwerte bei kleiner Gesamtventilation im Bereich zwischen 50 und 60%, bei größerer Ventilation ist der alveolare Wirkungsgrad wesentlich besser. So wurden besonders von Vp S Werte von über 90% erreicht.

Bezieht man den alveolaren Wirkungsgrad auf die Leistung (Abb. 12), so findet man bei Ruhe 50–60%, bei leichter Arbeit bereits Werte um 80% und bei schwerer Arbeit Werte von über 90%. Vp S erreichte auch schon bei mittleren Leistungsstufen recht hohe Werte.

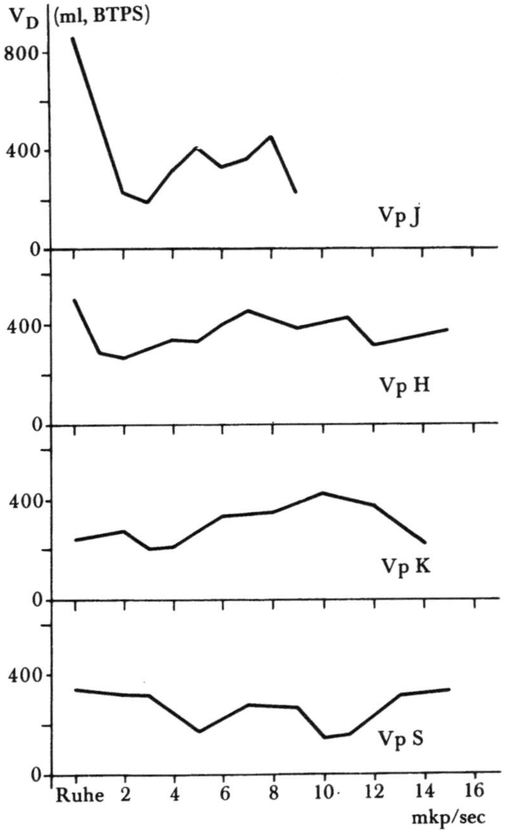

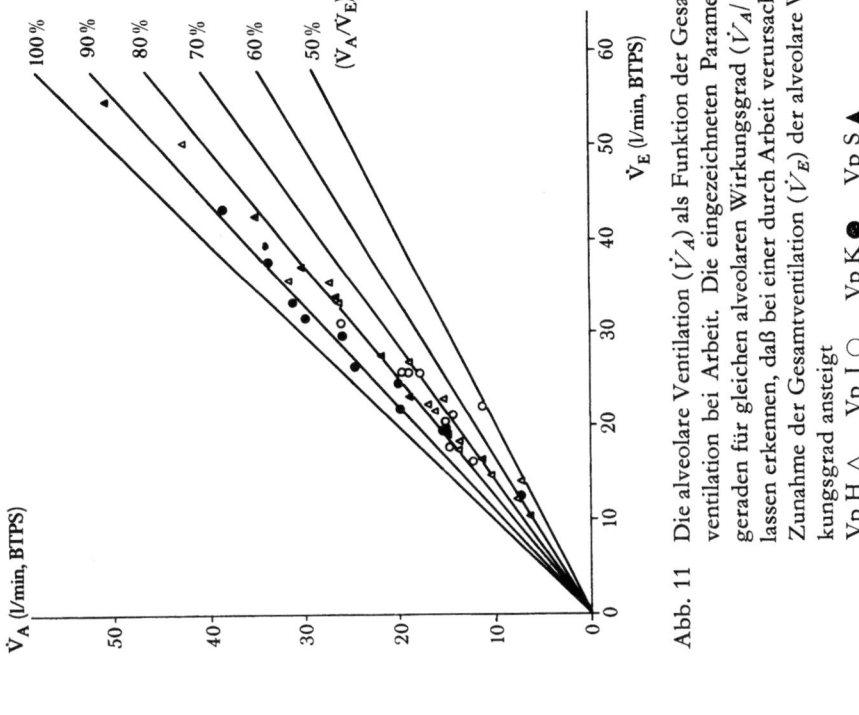

Abb. 11 Die alveolare Ventilation ($\dot{V}_A$) als Funktion der Gesamtventilation bei Arbeit. Die eingezeichneten Parametergeraden für gleichen alveolaren Wirkungsgrad ($\dot{V}_A/\dot{V}_E$) lassen erkennen, daß bei einer durch Arbeit verursachten Zunahme der Gesamtventilation ($\dot{V}_E$) der alveolare Wirkungsgrad ansteigt

Vp H △   Vp J ○   Vp K ●   Vp S ▲

Abb. 10 Der funktionelle Totraum (V_D) in Abhängigkeit von der Leistung für die einzelnen Vpn

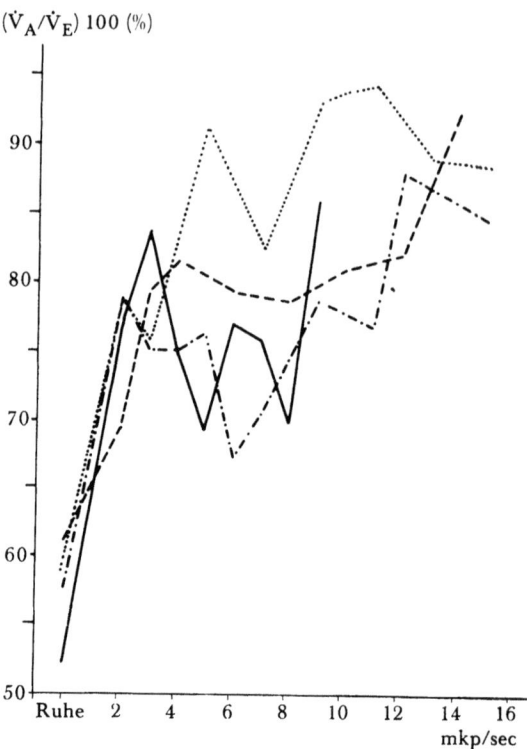

Abb. 12 Der alveolare Wirkungsgrad als Funktion der Leistung
Vp H –·–·–·   Vp J ———   Vp K – – – –   VpS ·······

Eine Mittelwertsberechnung für alle Versuche, die gewonnen wurde, indem das gleitende Mittel über je drei Leistungsstufen gebildet wurde, ist in Abb. 13 dargestellt. Diese Kurve zeigt besonders deutlich den großen Unterschied zwischen den alveolaren Wirkungsgraden bei Ruhe und leichter Arbeit.

Der alveolare Wirkungsgrad lag um so günstiger, je größer das Atemzugvolumen war (Abb. 14). Fast das gleiche Bild erhält man, wenn man den alveolaren Wirkungsgrad auf die CO_2-Abgabe pro Atemzug und pro kg Körpergewicht bezieht (Abb. 15). Der alveolare Wirkungsgrad war also um so besser, je mehr CO_2 pro Atemzug (Spalte 8) abgegeben wurde.

Die Ähnlichkeit der beiden Abbildungen läßt sich theoretisch erklären. Die CO_2-Abgabe pro Atemzug und pro kg Körpergewicht kann nämlich entweder berechnet werden, indem man die CO_2-Abgabe pro kg Körpergewicht durch die Atemfrequenz dividiert, oder indem man das Atemzugvolumen (in diesem Fall STPD) mit der exspiratorischen CO_2-Konzentration multipliziert und durch das Körpergewicht in kg teilt:

$$\frac{\dot{V}_{CO_2}}{f \cdot kg} = \frac{\dot{V}_E \cdot C_E}{kg}$$

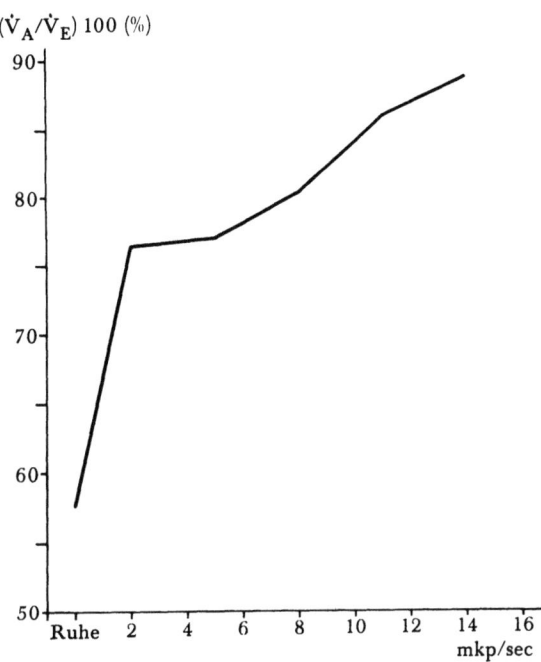

Abb. 13 Gleitende Mittelwerte aus allen Versuchen der Abb. 12

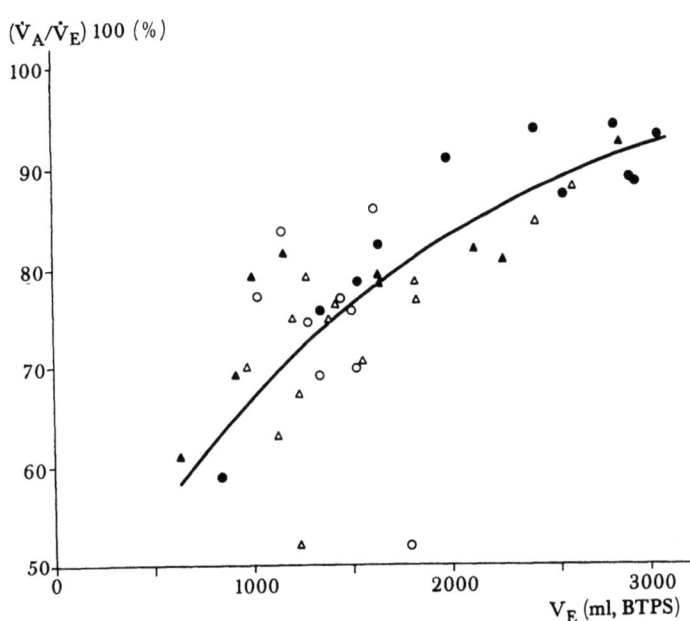

Abb. 14 Der alveolare Wirkungsgrad in Abhängigkeit vom Atemzugvolumen
  Vp H △   Vp J ○   Vp K ▲   Vp S ●

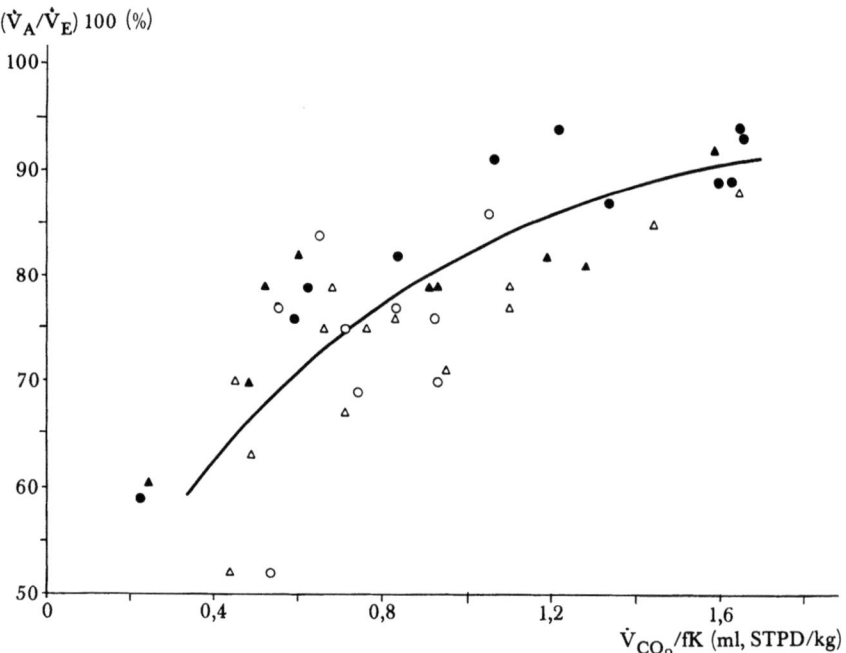

Abb. 15 Der alveolare Wirkungsgrad in Abhängigkeit von der CO_2-Abgabe pro kg Körpergewicht (K) und pro Atemzug
Vp H △   Vp J ○   Vp K ▲   Vp S ●

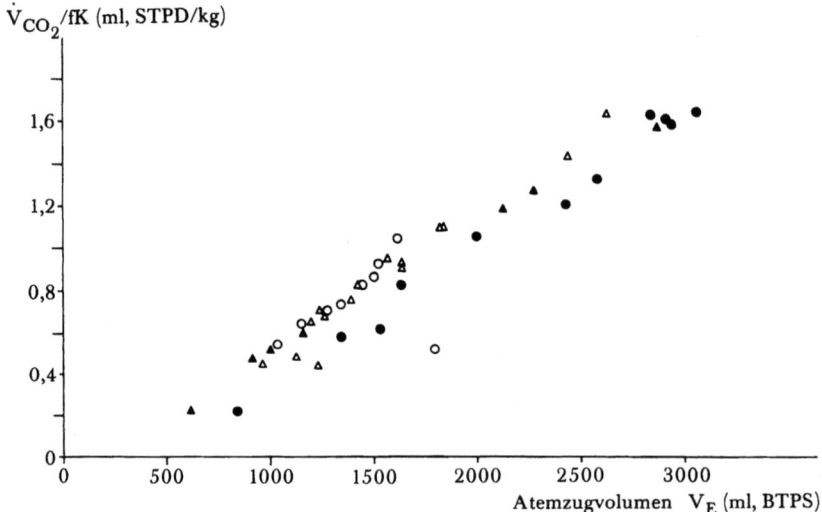

Abb. 16 Die CO_2-Abgabe pro kg Körpergewicht und pro Atemzug als Funktion des Atemzugvolumens
Vp H △   Vp J ○   Vp K ▲   Vp S ●

Die Veränderungen des Faktors C_E/kg sind praktisch so gering, daß man statt dessen eine Konstante einsetzen kann. Dann ergibt sich, daß die CO_2-Abgabe pro Atemzug und pro kg Körpergewicht bei Arbeit proportional dem Atemzugvolumen zunimmt (Abb. 16). Aus diesem Grunde müssen auch die Beziehungen zwischen alveolarem Wirkungsgrad und Atemzugvolumen die gleichen sein wie die zwischen alveolarem Wirkungsgrad und CO_2-Abgabe pro Atemzug und pro kg Körpergewicht.

Die Wechselbeziehungen zwischen CO_2-Abgabe, Atemzugvolumen und Atemfrequenz und ihre Bedeutung für die Totraumventilation sollen in der Diskussion erörtert werden.

4. Diskussion

Ein Teil der Verwirrungen in der Literatur über das Verhalten des Totraumes und der Totraumventilation bei Arbeit mag darin begründet sein, daß nicht immer sauber zwischen funktionellem und physiologischem Totraum unterschieden wurde. Der einzige Unterschied, der zwischen der Berechnung des funktionellen und des physiologischen Totraumes besteht, ist, daß beim funktionellen Totraum der arterielle, beim physiologischen Totraum dagegen der alveolare pCO_2 – bei sonst identischen Ventilationsgrößen – in die entsprechende Formel eingesetzt wird. Bei der Berechnung des physiologischen Totraumes besteht die Schwierigkeit, zu welchem Zeitpunkt im Verlauf der Exspiration man den alveolaren pCO_2 bestimmt, den man in die Bohrsche Formel einsetzt.

Wohl der Einfachheit halber benutzen heute viele Autoren den endexspiratorischen pCO_2, den man am sichersten bestimmen kann. Es ist in der Literatur aber schon wiederholt darauf hingewiesen worden, daß besonders bei Arbeit der endexspiratorische höher als der arterielle (= mittlere alveolare) pCO_2 ist, weil im zeitlichen Verlauf der Exspiration andauernd CO_2 aus dem venösen Blut der Lungenkapillaren in die Alveolen abgegeben wird, so daß der pCO_2 am Ende der Exspiration am höchsten ist (SUSKIND et al. (1950), FILLEY et al. (1954), YOUNG (1955), BARTELS et al. (1954), ASMUSSEN und NIELSEN (1957)). Nach DuBOIS, BRITT und FENN (1952) soll der mittlere alveolare pCO_2 in Ruhe kurz nach der zeitlichen Hälfte der Exspiration dem arteriellen pCO_2 entsprechen. Ob dieser Zeitpunkt jedoch auch bei Arbeit gilt, erscheint uns sehr fraglich.

Da auch in unseren Versuchen bei Arbeit der endexspiratorische meist über dem arteriellen pCO_2 lag, haben wir bewußt darauf verzichtet, bei Besprechung der Ergebnisse näher auf den physiologischen Totraum einzugehen. Wäre aus dem endexspiratorischen pCO_2 der physiologische Totraum berechnet worden, so hätten wir feststellen können, daß bei Arbeit der physiologische Totraum zunähme. Ihn quantitativ zu berechnen hat unseres Erachtens aber nur wenig physiologische Bedeutung.

Aus den mitgeteilten Ergebnissen geht hervor, daß sich sowohl der funktionelle Totraum als auch die übrigen Ventilationsgrößen und Meßwerte bei den meisten Ruheversuchen von den Werten der Arbeitsversuche unterschieden. Es sollen daher zunächst die Ergebnisse der Ruheversuche (1) erörtert werden, bevor auf den funktionellen Totraum bei Arbeit (2) eingegangen wird. Sodann sollen die Beziehungen zwischen alveolarem Wirkungsgrad und der Atemform (3), so wie zwischen alveolarem Wirkungsgrad, arteriellem pH-Wert, arteriellem pCO_2 und CO_2-Abgabe betrachtet werden (4).

a) Der funktionelle Totraum bei Ruhe

In Ruhe wurden besonders hohe Werte für den funktionellen Totraum und niedrige alveolare Wirkungsgrade gefunden. Ferner konnte gezeigt werden, daß in Ruhe der arterielle pCO_2 immer über dem endexspiratorischen pCO_2 lag (Abb. 7). Man könnte glauben, der niedrige endexspiratorische pCO_2 sei ein Artefakt, d. h. er wäre zu niedrig gemessen worden, wenn bei flacher Ruheatmung der anatomische Totraum bei der Ausatmung nicht vollkommen ausgewaschen und somit endexspiratorisch nicht reine Alveolarluft, sondern Mischluft erscheinen würde. Diese Erklärung ist aber unwahrscheinlich, weil bei allen Ruheversuchen Atemzugvolumina von über 600 ml gemessen wurden, Werte also, die genügen müßten, um den anatomischen Totraum auszuwaschen. Zudem wurden die höchsten Gradienten zwischen arteriellem und alveolarem pCO_2 gemessen, wenn in Ruhe das Atemzugvolumen besonders groß war.

Betrachtet man Atemgrößen und Blutgase gemeinsam, so zeigt sich deutlich, daß bei den meisten Ruheversuchen eine leichte Hyperventilation vorlag. Dies zeigen vor allem die pH-Werte des Blutes (Abb. 6), die im Sinne einer respiratorischen Alkaliämie erhöht waren, aber auch die niedrigen arteriellen und alveolaren CO_2-Drucke. In einem Fall lag sogar die Gesamtventilation des Ruheversuches höher als die bei leichter Arbeit (Abb. 8). Die Annahme, daß die Versuchspersonen hyperventilierten, erklärt auch die hohen respiratorischen Quotienten bei Ruhe (Abb. 5).

Woher diese zusätzlichen Atemantriebe kamen, konnten wir nicht klären. Vermutlich spielte dabei eine gewisse Aufregung der nicht an Atemversuche – besonders an Mundstückatmung – gewöhnten Versuchspersonen eine Rolle. Wenn auch diese nicht vermeidbare Ruhehyperventilation das Bild des gleichmäßigen Übergangs von Ruhe zur Arbeit stört, kann man doch eine interessante Beobachtung machen: Die Hyperventilation wirkt sich in allen Fällen auf den alveolaren pCO_2 viel stärker als auf den arteriellen pCO_2 aus. In Anlehnung an die Literatur über das Ventilations-Perfusions-Verhältnis, das auf S. 12 und in Abb. 2 ausführlich dargestellt wurde, könnte man sich vorstellen, wie im vorliegenden Falle dieser Ruhegradient zustande kommt: Wenn der »emotionelle« Antrieb nur auf das Atem-, aber nicht gleichzeitig auf das Kreislaufzentrum wirkte, könnte man verstehen, daß einzelne Alveolargebiete vermehrt beatmet, gleichzeitig aber nicht entsprechend stärker durchblutet würden. Wenn das so ist, entsteht zusätzlich ein alveolarer Totraum, der verhindert, daß der arterielle pCO_2 unzulässig weit absinkt. Im extremsten Fall kam es zu einem Absinken des alveolaren pCO_2 auf 20 mm Hg, wogegen der arterielle pCO_2 auf 34 mm Hg gehalten wurde. Das Einschalten des Alveolartotraumes ist also in diesem Fall eine durchaus zweckmäßige Reaktion, die eine unverhältnismäßig große CO_2-Abgabe verhindert.

Die Vermutung, daß eine Hyperventilation bei Ruhe das Ventilations-Perfusions-Verhältnis stört und dadurch alveolarer Totraum auftritt, wird auch durch die Ergebnisse von SEVERINGHAUS und STUPFEL (1957) gestützt. Beim künstlich beatmeten Hund veränderten sie Beatmungstiefe und -frequenz so, daß deren Produkt und damit die Gesamtventilation konstant blieb. Ihre Ergebnisse zeigten nun, daß der alveolare Totraum mit steigender Atemtiefe erheblich zunahm. Daraus geht hervor, daß auch unter künstlicher Beatmung eine exzessive CO_2-Abgabe durch Einschalten eines alveolaren Totraumes verhindert wird. Bezüglich des Mechanismus könnte man sich vorstellen, daß eine große Atemtiefe dazu führt, daß nicht durchblutete Alveolen eröffnet oder vermehrt ventiliert werden.

b) Der funktionelle Totraum bei Arbeit

Bei fast allen Ruheversuchen lag also eine Hyperventilation vor, die bewirkte, daß der endexspiratorische weit niedriger als der arterielle pCO_2 war. Solche Gradienten wurden auch bei einigen Arbeitsversuchen festgestellt, jedoch waren sie viel geringer. Bei körperlicher Arbeit dürften auch die Antriebe von Atmung und Kreislauf wesentlich besser aufeinander abgestimmt sein.

Die Atmung wird bei Arbeit statt durch die chemischen Antriebe vorwiegend durch Muskelreceptoren angetrieben (ASMUSSEN und NIELSEN (1964), STEGEMANN (1966)). Das gleiche Antriebsmuster von seiten der Muskelreceptoren wird für die Einstellung der Pulsfrequenz verwendet (STEGEMANN (1963[2, 3, 4, 5])), die sicher teilweise für das Herzminutenvolumen und damit auch für die Durchblutung der Lungen repräsentativ sein dürfte. Die Steuerung der Atmung und des Kreislaufes von gleichen Meßfühlern aus wird vermutlich bei Arbeit Ventilation und Perfusion besser als in Ruhe koordinieren. Schon in Ruhe wird durch eine Reihe lokaler Regulationen über den lokalen pCO_2 und pO_2 die Blut- und Ventilationsverteilung innerhalb der Lungen aufeinander abgestimmt. So kommt es bei einer Erhöhung des pCO_2 in den Alveolen zu einer Zunahme des Strömungswiderstandes in den zugehörigen Kapillaren, wodurch die Durchblutung dieser Alveolen gedrosselt und der Ventilation angepaßt wird. Außerdem führt eine Erhöhung des pCO_2 in den Atemwegen zu einer Erschlaffung der glatten Muskulatur der Bronchien, d. h. zu einer Verminderung des Strömungswiderstandes und einer Ventilationsvergrößerung. Möglicherweise funktioniert jedoch auch diese Regulation bei Arbeit besser, weil die Strömungsgeschwindigkeit in den Gefäßen bei Arbeit größer ist, und damit die Totzeiten in den lokalen Regelkreisen kürzer sind.

Eine weitere Frage, die im Rahmen der Diskussion zu besprechen ist, muß sein, wie weit die vorliegenden Ergebnisse für die Größe des funktionellen Totraumes bei Arbeit mit den früheren Literaturwerten übereinstimmen. Dabei sollen vor allem jene Untersuchungen berücksichtigt werden, die den funktionellen Totraum bestimmten und erst in zweiter Linie solche, die bei Arbeit den physiologischen Totraum untersuchten.

Die wohl systematischste Versuchsserie liegt von Asmussen und Nielsen (1957) vor. Diese Autoren fanden, daß der funktionelle Totraum von 170 ml in Ruhe bis 360 ml bei Arbeit zunahm, wobei eine Abhängigkeit vom Atemzugvolumen festgestellt wurde. Der Bereich, in dem die Größe des funktionellen Totraumes bei Arbeit lag, war der gleiche wie bei unseren Versuchspersonen. Im Gegensatz dazu fanden Rossier und Bühlmann (1950) bei schwerer Arbeit ganz ungewöhnliche hohe Totraumwerte von über 1000 ml. Asmussen und Nielsen (1957) halten es für möglich, daß bei dem von Rossier und Bühlmann (1950) verwendeten geschlossenen System ein Fehler in der CO_2-Absorptionseinrichtung vorlag. Die von Asmussen und Nielsen angegebene Zunahme des alveolaren Wirkungsgrades von 72% in Ruhe bis 89% bei schwerer Arbeit stimmt sehr gut mit unseren Werten von 60% bis 90% überein, weil unser Ruhewert von 60% wegen der geschilderten Hyperventilation sicher zu klein ist.

Auch Filley, Gregoir und Wright (1954) fanden, daß der alveolare Wirkungsgrad von durchschnittlich 73% bei Ruhe bis auf 85% bei leichter Arbeit anstieg. Allerdings war die Streuung ihrer Ergebnisse sehr groß. Dagegen bleibt nach Rossier, Bühlmann und Wiesinger (1958) der alveolare Wirkungsgrad bei Ruhe und Arbeit gleich und beträgt etwa zwei Drittel, also 66%.

Unser Ergebnis, daß der funktionelle Totraum weitgehend unabhängig von der Leistung war, stimmt auch gut mit den Ergebnissen von Cohn et al. (1954) überein. Die Feststellung von Asmussen und Nielsen (1957), nach denen der funktionelle Totraum bei Arbeit proportional dem Atemzugvolumen zunehmen soll, konnten wir jedoch nicht voll bestätigen. Obwohl ihre Werte streuen, lagen sie doch fast alle in einem durch zwei Begrenzungslinien gekennzeichneten Bereich. Überträgt man diese Begrenzungslinien auf ein entsprechendes Diagramm, in dem unsere Versuchsergebnisse eingetragen sind (Abb. 17), so liegen auch die meisten unserer Werte in dem eingezeichneten Bereich. Bei den großen Atemzugvolumina fallen jedoch bei uns einige sehr kleine Totraumwerte heraus, die es insgesamt nicht mehr erlauben, die Richtung der Regressionsgeraden festzulegen.

Überhaupt bestehen individuelle Unterschiede zwischen den einzelnen Versuchspersonen, was auch aus den Ergebnissen von Ulmer und Stammberger (1959) hervorgeht. Allerdings bestimmten diese Autoren den physiologischen Totraum, der von ihnen jedoch als funktioneller Totraum bezeichnet wird. Sie kamen zu dem Schluß, daß der Totraum mit steigender Leistung größer wird. Nach ihren Angaben trifft das wohl für die Mittelwerte ihrer Versuchspersonen zu, jedoch nicht für das individuelle Verhalten. Fünf Versuchspersonen zeigten z. B. bei 150 Watt einen kleineren Totraum als bei 75 Watt, eine Versuchsperson bei 150 Watt sogar einen kleineren Totraum als bei Ruhe.

Es wäre leichter gewesen, genauere Werte des funktionellen Totraumes zu erhalten, wenn man auch den arteriellen pCO_2 fortlaufend messen könnte. Die Ursachen für die Streuung liegen wohl hier begründet. Gesamtventilation, Atemfrequenz und CO_2-Abgabe wurden während der gesamten, im steady state ablaufenden Versuchszeit gemessen und der Mittelwert gebildet. Dagegen wurde das Blut zur Bestimmung des arteriellen pCO_2 nur während einer Zeitspanne von

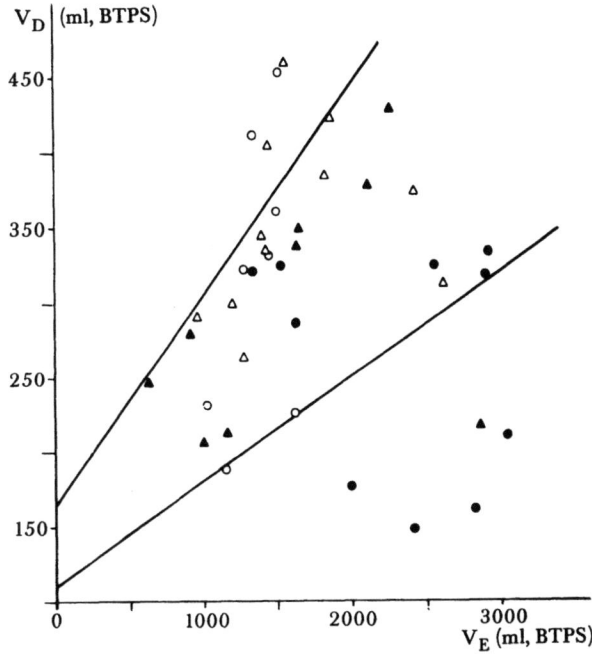

Abb. 17 Der funktionelle Totraum in Abhängigkeit vom Atemzugvolumen bei Arbeit. Der durch Linien gekennzeichnete Streubereich ist aus Fig. 1 der Veröffentlichung von Asmussen und Nielsen (1957) entnommen, welche die Abhängigkeit des funktionellen Totraumes vom Atemzugvolumen beweisen sollte. Wie man sieht, liegen zwar die meisten unserer Meßwerte auch in diesem Bereich, gerade bei großen Atemzugvolumina fallen aber einige unserer Werte heraus, die es nicht erlauben, die Richtung einer Regressionsgeraden festzulegen

Vp H △   Vp J ○   Vp K ▲   Vp S ●

etwa 30 sec innerhalb der Versuchszeit entnommen. Geringfügige Abweichungen vom steady state, die sich niemals vermeiden lassen, können bewirken, daß der arterielle pCO_2 für kurze Zeit erhöht oder erniedrigt wird. Eine geringe Veränderung des pCO_2 während der Blutentnahme, oder auch geringe Fehlbestimmungen, führen nun zu relativ großen Veränderungen des berechneten Totraumes.

c) Beziehungen zwischen alveolarem Wirkungsgrad und der Atemform

Für die Effektivität der Atmung ist nicht die absolute Größe der alveolaren Ventilation, sondern ihr Verhältnis zur Gesamtventilation von Bedeutung. Dieses Verhältnis wird bekanntlich auch als alveolarer Wirkungsgrad bezeichnet. Die Frage ist nun, ob und wie sich die Atemform auf den alveolaren Wirkungsgrad auswirkt. Unter Atemform verstehen wir die Beziehung zwischen Atemfrequenz und Atemtiefe, deren Produkt die Gesamtventilation ist.

Aus Abb. 11 ist zu sehen, daß die alveolare Ventilation mit steigender Gesamtventilation zunimmt, wobei besonders die Vp S durch hohe alveolare Wirkungsgerade auffällt. In bezug auf die Atemform fällt die Vp S durch besonders große Atemzugvolumina und niedrige Frequenzen auf. Der alveolare Wirkungsgrad ist auch um so besser, je größer das Atemzugvolumen ist (Abb. 14). Je ein Wert der Vp H und der Vp J ordnet sich aber in diese Beziehung nicht ein, und zwar sind das zwei Ruheversuche, bei denen in der geschilderten Weise Alveolartoträume auftraten. Der alveolare Wirkungsgrad nimmt also nur dann zu, wenn das Atemzugvolumen auf Grund einer Arbeitshyperventilation ansteigt.

Die Atemfrequenz scheint dagegen die Größe des alveolaren Wirkungsgrades bei Arbeit nicht zu beeinflussen. So erreichte z. B. die Vp K, welche die höchste Atemfrequenz benutzte, dennoch günstige alveolare Wirkungsgrade. Besonders deutlich wird dies bei dem Versuch mit der höchsten Leistungsstufe der Vp K, bei dem das Atemzugvolumen mit nahezu 3 l in der Größenordnung liegt, die sonst nur von Vp S erreicht wurde. Dabei wurde ein alveolarer Wirkungsgrad von über 90% erzielt, obwohl die Atemfrequenz fast doppelt so groß war wie die der Vp S.

Dies erscheint erstaunlich, wenn man die am Hund gewonnenen Ergebnisse (ALBERS (1961[1, 2]), STEGEMANN (1963[1]) und STUCKI (1963)) damit vergleicht. Allerdings lagen bei den vorliegenden Versuchen die Atemfrequenzen nur zwischen etwa 10/min und 20/min, während bei den Versuchen am Hund ein wesentlich größerer Bereich untersucht wurde. Ob bei sehr hohen Atemfrequenzen der alveolare Wirkungsgrad nicht auch beim Menschen schlechter wird, muß offenbleiben, wenn auch bei spontaner Arbeitsatmung beim Erwachsenen extrem hohe Frequenzen nicht zu erwarten sind.

d) *Beziehungen zwischen arteriellem pH-Wert, arteriellem pCO_2, CO_2-Abgabe und alveolarem Wirkungsgrad*

Der alveolare Wirkungsgrad nimmt also bei Arbeit mit steigendem Atemzugvolumen zu, unabhängig von der Atemfrequenz und damit von der Gesamtventilation. Nun nahm z. B. bei Vp K die Gesamtventilation bei Arbeit steiler zu als bei Vp S. Es liegt nahe, zu vermuten, daß die größere Gesamtventilation bei Vp K auch zu einer größeren CO_2-Abgabe und damit zu einem niedrigeren arteriellen pCO_2 führte als bei Vp S. Daß dies tatsächlich so war, zeigten die Abb. 4 und 7. Die Vp S tolerierte also wesentlich höhere arterielle CO_2-Drucke und auch niedrigere pH-Werte des Blutes; sie bewegte sich sozusagen am Rande der Hypoventilation.

Man kann die Größe des alveolaren Wirkungsgrades zum jeweiligen pH-Wert des Blutes in Beziehung setzen (Abb. 18) und stellt fest, daß ein niedriger pH-Wert mit einem hohen, ein hoher pH-Wert mit einem kleineren alveolaren Wirkungsgrad verbunden ist. Auch die Ruheversuche, bei denen es zu einer respiratorischen Alkaliämie kam, lassen sich in diese Beziehung einordnen.

Es ist schwierig, den Grund für die unterschiedliche Größe der Gesamtventilation und der CO_2-Abgabe sowie des arteriellen pCO_2 bei verschiedenen Versuchs-

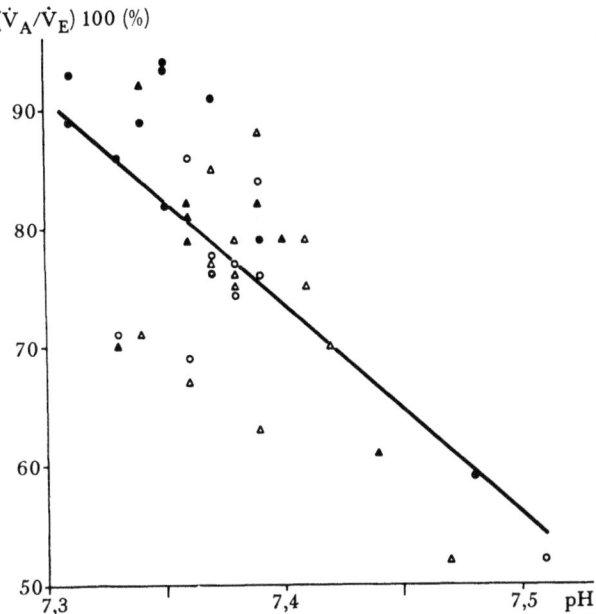

Abb. 18 Der alveolare Wirkungsgrad als Funktion des arteriellen pH-Wertes bei Ruhe und Arbeit
Regressionskoeffizient $R = -175,05$
Korrelationskoeffizient $r = -0,698$
Die Beziehung ist signifikant ($p < 0,001$)
Vp H △   Vp J ○   Vp K ▲   Vp S ●

personen anzugeben. Als der experimentelle Teil dieser Arbeit abgeschlossen war, erschien eine Arbeit von KESSELER (1966), der sich ausführlich mit der Frage des pCO_2 bei Arbeit beschäftigte. Er verglich den Verlauf des endexspiratorischen pCO_2 von Leistungssportlern und untrainierten Versuchspersonen während schrittweise bis zur Grenze der Leistungsfähigkeit gesteigerter Belastung. Dabei wurden anfangs ansteigende, bei zunehmender Belastung aber wieder abnehmende CO_2-Drucke gemessen, die schließlich unter den Ausgangswert absanken. In den meisten Fällen wurden um so höhere pCO_2-Werte erreicht, und der anschließende Abfall erfolgte von einer um so höheren Belastungsstufe an, je trainierter die Versuchsperson war. Nach KESSELER sollen sich also die Höhe des pCO_2, aber auch die unterschiedlich steile Zunahme der Gesamtventilation und der CO_2-Abgabe bei Arbeit, auf die individuell verschiedene Leistungsfähigkeit seiner Versuchsperson zurückführen lassen.

Ordnet man unsere Versuchspersonen nach diesen Kriterien ein, so würde Vp S die größte Leistungsfähigkeit aufweisen, gefolgt von Vp J, dann von Vp H und schließlich von Vp K. Erstaunlicherweise zeigte sich, daß die gleiche Reihenfolge auch hinsichtlich des Verhältnisses von Atemfrequenz und Atemzugvolumen bei den einzelnen Versuchspersonen bestand. Vp S erhöhte seine Frequenz bei höheren Leistungsstufen nicht, während Vp K die Atemfrequenz erheblich steigerte. Möglicherweise ist daher auch die Einstellung der Atemform als Kriterium für die Leistungsfähigkeit zu verwenden.

Unsere Meßwerte bezüglich des endexspiratorischen pCO_2 bestätigen die Ergebnisse von KESSELER und ergänzen sie durch zusätzliche Angaben über das Verhalten des arteriellen pCO_2 bei Arbeit.

Wenn zwischen pH-Wert des Blutes und alveolarem Wirkungsgrad die in Abb. 18 dargestellten Beziehungen bestehen, so könnte man vermuten, daß auch zwischen arteriellem pCO_2 und alveolarem Wirkungsgrad Zusammenhänge zu finden seien. Eine direkte Beziehung zwischen diesen beiden Größen besteht aber nicht. Diese Tatsache kann man auch theoretisch aus der Formel herleiten, mit der die alveolare Ventilation berechnet wird und die auf S. 18 angegeben wurde. Formt man diese Formel um, so erhält man für den alveolaren Wirkungsgrad folgenden Ausdruck:

$$\frac{\dot{V}_A}{\dot{V}_E} = \frac{\dot{V}_{CO_2} \cdot k}{\dot{V}_E \cdot p_a CO_2} \qquad (1)$$

Der alveolare Wirkungsgrad ist also nicht allein vom arteriellen pCO_2, sondern außerdem vom Verhältnis von CO_2-Abgabe zur Gesamtventilation abhängig. Wie in Abb. 8 dargestellt wurde, zeigte die Gesamtventilation bei höheren Leistungsstufen die Tendenz, immer steiler zuzunehmen, während die CO_2-Abgabe auch bei höheren Leistungsstufen etwa proportional der Leistung zunahm (Abb. 4). Das würde aber bedeuten, daß bei steigender Leistung in Gl. (1) der Nenner schneller zunehmen würde als der Zähler, so daß der alveolare Wirkungsgrad abnehmen würde. Nun bleibt aber der ebenfalls im Nenner stehende $p_a CO_2$ nicht über alle Leistungsbereiche konstant, sondern nimmt bei steigender Leistung zunächst zu, bei höherer Leistung dann wieder ab. Diese Abnahme des arteriellen pCO_2 verhindert also, daß der Nenner in Gl. (1) steiler zunimmt als der Zähler, so daß auch bei höheren Leistungsstufen der alveolare Wirkungsgrad nicht abnimmt.

Das Verhältnis $\dot{V}_{CO_2} \cdot k/\dot{V}_E$ ist aber nichts anderes als der mittlere exspiratorische pCO_2. Gl. (1) läßt sich also vereinfachen:

$$\frac{\dot{V}_A}{\dot{V}_E} = \frac{p_E CO_2}{p_a CO_2} \qquad (2)$$

Der alveolare Wirkungsgrad ist also das Verhältnis von exspiratorischem zu arteriellem pCO_2. Stellt man in einem Diagramm die Abhängigkeit des alveolaren Wirkungsgrades von der Leistung dar, so kann man Isobaren für $p_a CO_2 =$ konstant konstruieren, wenn $p_E CO_2$ eine Funktion der Leistung ist. Der Verlauf dieser Kurven ist bei den einzelnen Versuchspersonen deshalb unterschiedlich, weil der Verlauf des $p_E CO_2$ als Funktion der Leistung bei den einzelnen Versuchspersonen variiert. In Abb. 19 sind solche Isobaren für Vp S dargestellt und der tatsächliche Verlauf des alveolaren Wirkungsgrades bei steigender Leistung in idealisierter Form eingezeichnet.

Wäre der arterielle $p\mathrm{CO_2}$ eine auf einen konstanten Sollwert geregelte Größe, würde er also über alle Leistungsbereiche den gleichen Wert haben, so würde sich der alveolare Wirkungsgrad bei steigender Leistung entlang einer Isobaren bewegen. Er würde also zunächst steil zunehmen, um dann – im vorliegenden Fall oberhalb 10 mkg/sec – wieder abzunehmen. In Wirklichkeit nimmt der arterielle $p\mathrm{CO_2}$ aber zunächst zu, bei schwerer Arbeit aber wieder ab. Dadurch wird auf den steilen Anstieg des alveolaren Wirkungsgrades beim Übergang von Ruhe zu leichter Arbeit verzichtet, andererseits jedoch erreicht, daß ein steiler Abfall des alveolaren Wirkungsgrades bei großen Leistungen verhindert oder doch abgeschwächt wird. Aus Abb. 19 kann ferner entnommen werden, daß eine Senkung des arteriellen $p\mathrm{CO_2}$ um einen bestimmten Betrag den alveolaren Wirkungsgrad bei Arbeit mehr verbessert als bei Ruhe.

Wie aus Gl. (1) hervorgeht, gibt es theoretisch zwei Möglichkeiten, den alveolaren Wirkungsgrad zu verbessern. Entweder kann die $\mathrm{CO_2}$-Abgabe vergrößert oder die Gesamtventilation verkleinert werden. Die dritte veränderliche Größe in Gl. (1), also $p_a\mathrm{CO_2}$, wird wiederum von der $\mathrm{CO_2}$-Abgabe abhängig sein. Praktisch wird bei spontaner Arbeitsatmung aber nur eine der beiden Möglichkeiten verwirklicht, denn eine kleine Gesamtventilation geht auch mit einer kleinen $\mathrm{CO_2}$-Abgabe einher, während eine größere Gesamtventilation auch mit einer höheren $\mathrm{CO_2}$-Abgabe verbunden ist.

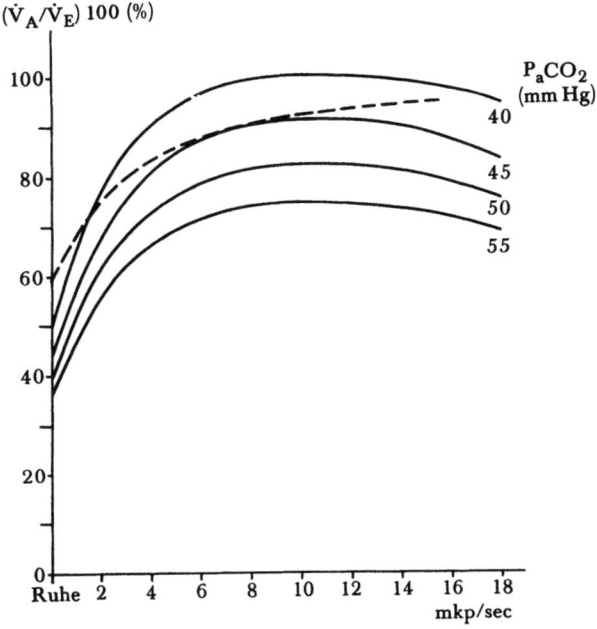

Abb. 19 Die gestrichelte Linie zeigt in idealisierter Form die aufgefundene Abhängigkeit des alveolaren Wirkungsgrades von der Leistung (vgl. auch Abb. 13). Die durchgezogenen Linien stellen Isobaren für $p_a\mathrm{CO_2}$ = konstant dar, wenn $p_E\mathrm{CO_2}$ sich als Funktion der Leistung ändert (weiteres s. Text)

Während z. B. Vp K viel CO_2 abgab, dazu aber eine große Gesamtventilation benötigte, wies Vp S eine kleine Gesamtventilation, dafür aber auch eine niedrigere CO_2-Abgabe auf.

Wenn wir festgestellt haben, daß der alveolare Wirkungsgrad bei Arbeit von der Größe des Atemzugvolumens abhängig ist, ohne daß die Frequenz und damit die Gesamtventilation eine Rolle spielen, so können wir nun den Grund für diese Tatsache angeben: Ist bei gleichem Atemzugvolumen die Atemfrequenz und damit die Gesamtventilation größer, so wird auch gerade so viel mehr CO_2 pro Minute und kg Körpergewicht abgegeben, daß pro Atemzug die gleiche Menge CO_2 ausgeschieden wird. Das bedeutet, daß eine größere Gesamtventilation bei Arbeit auch mit einer größeren alveolaren Ventilation verbunden ist, so daß das Verhältnis $\dot{V}_A/\dot{V}_E$, also der alveolare Wirkungsgrad, konstant bleibt.

Aus Abb. 15 ging hervor, daß der alveolare Wirkungsgrad um so größer ist, je mehr CO_2 pro Atemzug und pro kg Körpergewicht abgegeben wird, was wiederum von der Größe des Atemzugvolumens abhängt (Abb. 16). Letzten Endes verbessert also nicht ein großes Atemzugvolumen selbst den alveolaren Wirkungsgrad, sondern die damit verbundene hohe CO_2-Abgabe.

Tab. 4

Leistung (mkp/sec)	V_E (ml)	$\dot{V}_{CO_2}/kg$ (ml/min · kg)	f (1/min)	$\dot{V}_{CO_2}/kg \cdot f$ (ml/kg)	$\dot{V}_A/\dot{V}_E$ (%)
Ruhe	1231	4,8	11,4	0,44	52
3	1197	10,2	15,3	0,66	75
6	1236	13,6	18,6	0,71	67
2	1270	9,3	13,7	0,68	79
Ruhe	1794	6,5	12,3	0,54	52
9	1817	20,0	18,3	1,10	79
11	1825	21,5	19,4	1,10	77

Es ist interessant, daß auch in dieser Beziehung die Ergebnisse der Ruheversuche eine Ausnahme machen. In diesen Fällen war das Atemzugvolumen nicht mit einer entsprechend großen CO_2-Abgabe verbunden. Um dies zu zeigen, wurden in Tab. 4 zwei Ruheversuche mit den Arbeitsversuchen verglichen, bei denen etwa die gleichen Atemzugvolumina benutzt worden waren. Wie man sieht, ist bei gleichem Atemzugvolumen (V_E) bei den Ruheversuchen die CO_2-Abgabe pro Atemzug und pro kg Körpergewicht ($\dot{V}_{CO_2}/kg \cdot f$) sowie der alveolare Wirkungsgrad ($\dot{V}_A/\dot{V}_E$) viel geringer als bei den Arbeitsversuchen.

Diese Befunde bestätigen auch die erwähnten Untersuchungen von STEGEMANN (1963[1]), aus denen hervorging, daß beim Hund einerseits der alveolare Wirkungsgrad schlechter wurde, wenn die Atemfrequenz zunahm, daß aber andererseits eine Vergrößerung der CO_2-Abgabe den alveolaren Wirkungsgrad verbesserte. Diese Beziehung gilt auch für den Menschen, wie in Abb. 20 schon zu sehen ist. Bei gleicher Atemfrequenz ist der alveolare Wirkungsgrad um so besser, je größer

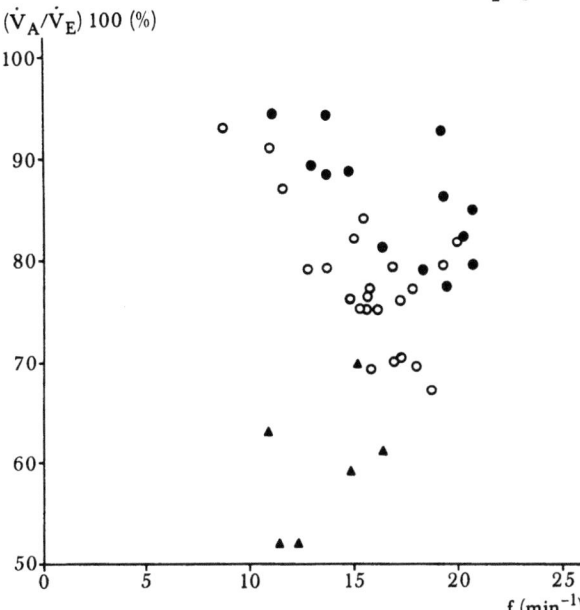

Abb. 20 Der alveolare Wirkungsgrad als Funktion der Atemfrequenz und der CO_2-Abgabe pro kg Körpergewicht. Die Punkte sind die Einzelergebnisse aller Versuchspersonen. Bei gleicher Frequenz ist der alveolare Wirkungsgrad um so höher, je mehr CO_2 abgegeben wird, bei zunehmender Frequenz und etwa gleicher CO_2-Abgabe fällt der alveolare Wirkungsgrad ab

die CO_2-Abgabe pro kg Körpergewicht ist, und bei zunehmender Frequenz und etwa gleicher CO_2-Abgabe fällt der alveolare Wirkungsgrad ab. Da mit zunehmender Leistung die Atemfrequenz nur wenig, die CO_2-Abgabe aber stark zunimmt, steigt der alveolare Wirkungsgrad an.

B) Untersuchungen am künstlich beatmeten Hund

1. Problemstellung

Unter Ruhebedingungen beträgt im arteriellen Blut der Kohlendioxyddruck etwa 40 Torr, der Sauerstoffdruck 100 Torr und die aktuelle Reaktion des Blutes pH 7,38. Die Werte ändern sich auch dann nur wenig, wenn bei Stoffwechseländerungen unterschiedliche Mengen von Kohlensäure in das Blut gelangen oder von Sauerstoff aus dem Blut entnommen werden. Um die Blutgaswerte konstant zu halten, bedient sich die Natur eines Kontrollsystems, das die Schemadarstellung der Abb. 21 vereinfacht zeigt. Receptoren messen drei Größen des arteriellen Blutes, den CO_2-Druck, den O_2-Druck und die Wasserstoffionenkonzentration. Steigt der CO_2-Druck und die Wasserstoffionenkonzentration an oder fällt der O_2-Druck ab, so bewirkt das Atemzentrum, daß Atemfrequenz und Atemvolumen vergrößert werden. Der Erfolg ist, daß die Druckgradienten der Blutgase zwischen Blut und Lunge zunehmen. CO_2 strömt nun vermehrt in die Lunge ein, O_2 vermehrt aus der Lunge in das Blut, folglich fällt pCO_2 solange ab und pO_2 nimmt solange zu, bis ihre ursprünglichen Werte wieder erreicht sind. Für eine zweckmäßige Anpassung von Atemvolumen und Atemfrequenz sorgt der sogenannte Hering-Breuersche Reflex, dessen Wirkung durch die gestrichelten Linien angedeutet ist.

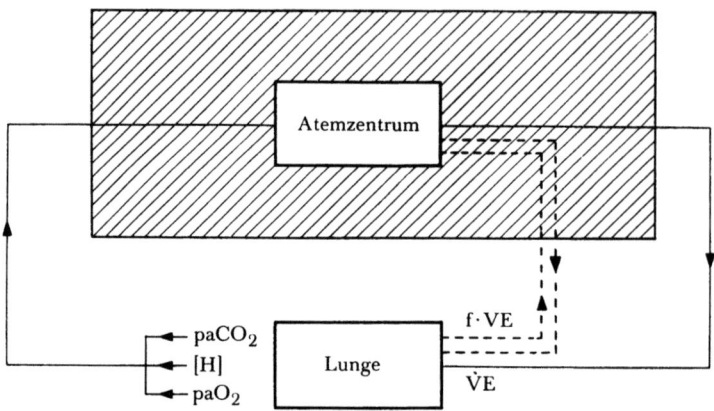

Abb. 21 Blockschaltbild der Atmungsregelung

Sinn einer künstlichen Beatmung sollte es sein, die physiologischen Funktionen soweit wie möglich nachzuahmen und die arteriellen Blutgaswerte und das pH auf den richtigen Werten konstant zu halten. Diese Forderung hat uns deshalb beschäftigt, weil wir der Ansicht waren, daß die Regelungstechnik heute soweit sein sollte, die Aufgaben des physiologischen Reglers vorübergehend zu übernehmen, solange dessen Funktion z. B. in Narkose oder durch Erkrankungen gestört ist.

Es befinden sich heute auf dem Markt verschiedene Modelle von Beatmungsautomaten. Merkmal aller dieser Konstruktionen war es zunächst, unphysiologische Drucke und Strömungsbedingungen in der Lunge und in den Atemwegen zu vermeiden. Hubvolumen und Frequenz mußten in der Regel von Hand eingestellt werden. Sie sind deshalb keine Automaten im Sinne der Regeltechnik, d. h. daß sie irgendeinen Wert automatisch einregeln, sondern das Wort Automat bezieht sich darauf, daß im Gegensatz zur sog. »assistierten Beatmung« keine Muskelkraft aufgewendet werden muß, um das Beatmungsgerät zu betreiben. Die Einstellung der richtigen Werte für Hub und Frequenz erfolgt gewöhnlich nach einem Nomogramm, das auf den Grundlagen von Stoffwechseltabellen basiert. Da es unter physiologischen Bedingungen schon zu erheblichen Abweichungen des Istumsatzes vom Sollumsatz kommen kann, hier aber zusätzlich noch ein leichtes Muskelzittern oder Fieber schon den Grundumsatz und damit die CO_2-Produktion erheblich verändern können, wäre es wünschenswert, die Wirkung der Beatmung kontrollieren zu können. Die rein empirische Kontrolle der Pulsfrequenz und des Blutdruckes ist zu ungenau. Besser wäre schon, wenn man stichprobenweise arterielles Blut entnähme und das $p_a CO_2$ gasanalytisch bestimmen würde. Mit der klassischen Methode mit dem van-Slyke-Apparat und mit dem pH-Meter würde man dafür etwa 20 min gebrauchen, mit modernen Methoden, z. B. nach Astrup (1956), etwa 10 min. Die Beatmungsmaschine könnte also in diesem Fall von Hand mit einer »Totzeit« von 10 min einreguliert werden.

Ein echter Beatmungsautomat, der von Frumin (1957) angegeben wurde, konnte sich in der Klinik bisher nicht durchsetzen. Abb. 22 zeigt das Prinzipschaltbild dieses Gerätes. Über eine Frequenzvorgabe wird die Beatmungsfrequenz eingestellt. Wenn das Magnetventil geschlossen ist, wird die Ausatmungsluft in einen CO_2-Analysator gepumpt. Die Anzeigespitzen, die dem endexspiratorischen CO_2-Druck ($p_A CO_2$) proportional sind, steuern über einen Servoverstärker einen Motor, der ein Druckreduzierventil verstellen kann. Liegt der endexspiratorische CO_2-Druck niedriger als der in dem Servoverstärker einprogrammierte Sollwert, so werden die Drucke des Sauerstoff-Narkosegemisches stärker reduziert und damit das Gasvolumen kleiner, das in der Öffnungsperiode des Magnetventils in die Lunge einströmt. Der Respirator arbeitet also mit einer fest eingestellten Frequenz und einem variablen Atemvolumen, das von der Druckeinstellung durch das Reduzierventil abhängt. Es handelt sich also hier um ein echtes Regelungssystem, das die Aufgabe hat, den endexspiratorischen CO_2-Druck auf einem konstanten Wert zu halten.

Ein Beatmungsgerät, das auch nach dem Regelungsprinzip arbeitet, hat Stegemann (1959) unabhängig davon für die Beatmung von Versuchstieren entwickelt. Wenn eine solche Anlage wirklich funktionieren soll, muß der endexspiratorische CO_2-Druck in dem Arbeitsbereich des Respirators dem arteriellen CO_2-Druck entsprechen. Nur wenn beide Drucke weitgehend identisch sind, dann ist eine richtige Regelung des arteriellen CO_2-Druckes möglich.

Wenn man die Abb. 1, in der die Verteilung der Atemgase schematisch dargestellt ist, unter diesem Gesichtspunkt noch einmal betrachtet, so kann man sich leicht vorstellen, daß die Größe des Alveolarluftanteils durch die Beatmungsfrequenz beeinflußt wird. Die Durchmischung des gesamten Lungenraumes ist von der Diffusion und damit von der Zeit abhängig. Einzelne CO_2-Moleküle sind immer in Bewegung. Wenn man die Atmung komplett stillstellte, so würde in einer bestimmten Zeit der ganze Lungeninnenraum die gleiche Konzentration aufweisen. In Wirklichkeit wird aber immer dieser Konzentrationsausgleich durch den nächsten Atemzug gestört, weil nun schon wieder Frischluft in die Lunge gelangt. Aus diesen theoretischen Überlegungen kann man schließen, daß das Verhältnis von V_A/V_E bei zunehmender Beatmungsfrequenz abnimmt. Denken wir uns

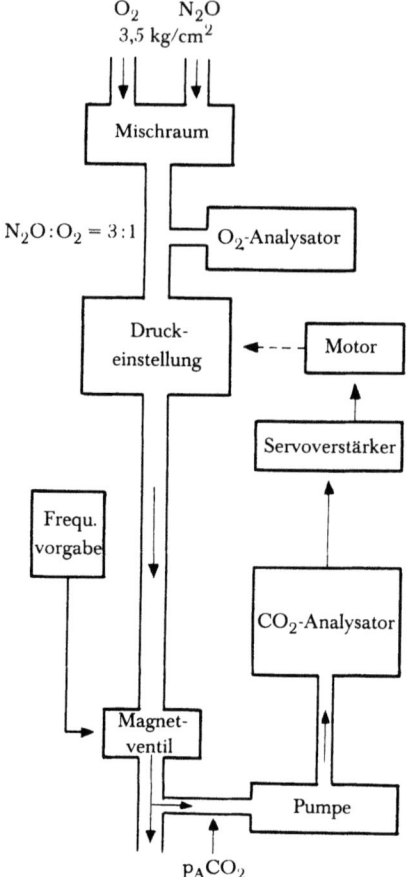

Abb. 22 Prinzipschaltbild der geregelten Beatmungsanlage nach FRUMIN (1957)

nun den Analysator direkt an die Exspirationswege angebracht, so wird er, wenn wir die Säule ausdrücken, zunächst CO_2-freie Luft, anschließend Mischluft und dann Alveolarluft anzeigen. Wird das Verhältnis zwischen V_A/V_E jedoch zu klein, so tritt der Fall ein, daß die Alveolarluft die Meßkammer überhaupt nicht mehr erreicht, sondern nur noch Mischluft angezeigt wird. Die Alveolarluft bleibt also in den anatomischen Toträumen stecken.

Wir haben deshalb Hunde künstlich beatmet, um durch Vergleich zwischen arteriell und endexspiratorisch gemessenem CO_2-Druck die Bedingungen zu untersuchen, unter denen $p_A CO_2$ für $p_a CO_2$ repräsentativ ist. Wir sind uns von vornherein darüber klar, daß sich unsere Ergebnisse nicht ohne weiteres auf den künstlich beatmeteten Menschen übertragen lassen. Immerhin ist es aber möglich, die Faktoren aufzuzeigen, auf die bei später durchzuführenden Untersuchungen am Menschen geachtet werden muß.

2. Methodik

Die Versuche wurden an Hunden durchgeführt, deren Körpergewicht zwischen 7 und 33 kg lag. Als Narkose erhielten die Tiere zunächst eine Prämedikation von etwa 2 mg/kg Körpergewicht Morphium, dann 50–60 mg/kg Chloralose i. v. Bei Versuchen mit CO_2-Drucken über 40 Torr wurde die Spontanatmung mit Succinylcholin unterdrückt. Zur Entnahme von arteriellem Blut wurde ein Seitenast der A. femoralis freipräpariert und eine Glaskanüle eingebunden. Nach Versuchsende wurde die kleine Wunde wieder geschlossen und die Hunde erst nach 3–4 Wochen zu einem erneuten Versuch herangezogen.

a) Beatmung und Registrierung der Atmungsgrößen

Es wurde eine ähnliche Anordnung benutzt, wie sie schon früher eingehend beschrieben wurde (STEGEMANN (1963[1])). Eine Übersicht über den Versuchsaufbau gibt Abb. 23. Beatmet wurde mit einer Starlingpumpe, deren Frequenz und deren Hub stufenlos verstellbar waren. Die Hunde wurden mit handelsüblichen Intubationsschläuchen intubiert. Unmittelbar an den Intubationsschlauch, der soweit wie möglich eingeführt war, um den apparativen Totraum kleinzuhalten, war ein Y-förmiges Glasstück befestigt. Auf der einen Seite des Glasstückes war der Schlauch, der vom Frischluftstutzen der Beatmungspumpe kam, angeschlossen, auf der anderen Seite das Durchatmungsrohr des Infrarotgasanalysators

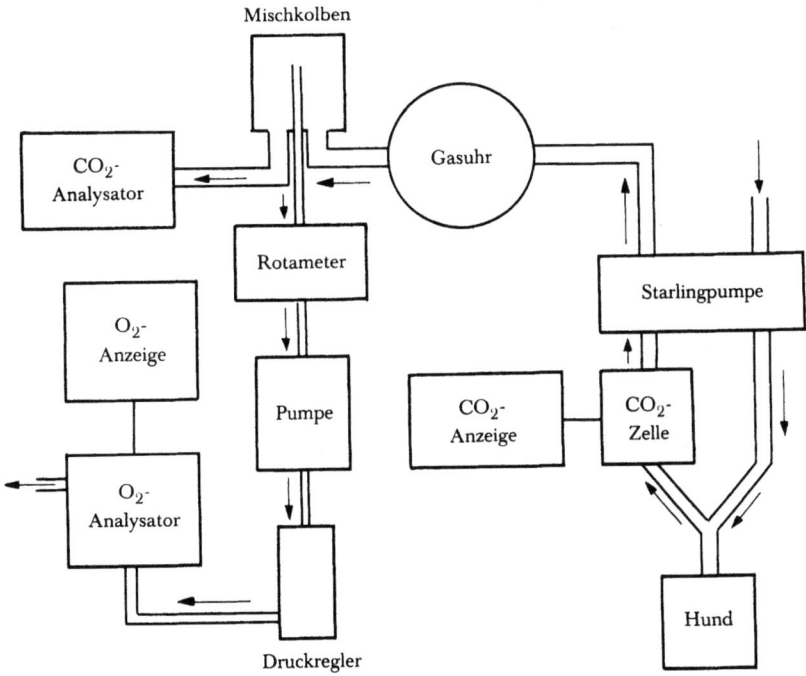

Abb. 23 Versuchsanordnung schematisch

(Beckman LB I), dessen gegenüberliegendes Ende mit dem Auspuffstutzen der Beatmungspumpe verbunden war. Die Ausatemseite der Starlingpumpe war mit einer feuchten Registriergasuhr verbunden, um das Atemzeitvolumen bestimmen zu können. Hinter der Gasuhr war ein Mischgefäß für die Ausatemluft angebracht, aus dem kontinuierlich 120 ml/min Luft durch einen O_2-Analysator abgesaugt wurden, so daß am Instrument der O_2-Gehalt der Ausatemluft fortlaufend registriert werden konnte. Nachdem das aus der Gasuhr ausströmende Gas durch einen Mischkolben gründlich gemischt worden war, wurde der exspiratorische CO_2-Druck mit Hilfe eines URAS M bestimmt. CO_2-Abgabe und O_2-Aufnahme des Tieres wurden auf Standardbedingungen umgerechnet.

b) Bestimmung der Blutgase

Das arterielle Blut wurde anaerob aus einem Schläuchlein entnommen, das auf die arterielle Kanüle geschoben war, und zwar direkt in Pipetten oder Pipettierspritzen. Zur Bestimmung des CO_2-Gehaltes wurde das Plasma des mit Heparin versetzten arteriellen Blutes unter Paraffin abzentrifugiert und der CO_2-Gehalt des Plasmas im manometrischen Apparat nach VAN SLYKE und NEILL (1924) doppelt bestimmt. Der pH-Wert wurde im Vollblut unter anaerober Bedingung bei 38°C gemessen. Das p_aCO_2 des Blutes wurde nach der Henderson-Hasselbalchschen Gleichung berechnet. Das pk' wurde dem Nomogramm von SEVERINGHAUS, STUPFEL und BRADLEY (1956) entnommen. Eine Korrektur für den Unterschied der aktuellen Körpertemperatur gegen 38°C wurde berücksichtigt. Die Körpertemperatur der Versuchstiere wurde, um die Differenz auf ein Minimum zu reduzieren, über ein Kontaktthermometer, das ein Heizkissen schaltete, möglichst auf 38°C stabilisiert.

Die alveoläre und die Totraumventilation wurden nach den Beziehungen, wie sie in Seite 18 dargestellt wurden, berechnet.

c) Durchführung der Versuche

Die Hunde wurden an die Beatmungspumpe angeschlossen und mit fester Frequenz und konstanter Beatmungsamplitude etwa 1 Std. lang beatmet. Danach wurden 10–20 min je nach Größe von $\dot{V}_E$ die Exspirationsluft gesammelt und in der vorletzten Minute das arterielle Blut zur Bestimmung der Blutgase entnommen. Während der Entnahmezeit wurde auch der prozentuale CO_2-Gehalt in der Ausatemleitung geschrieben.

Pro Versuchstag wurden etwa 6–7 unterschiedliche Einstellungen der Frequenz und der Atemamplitude in der gleichen Weise aufgenommen. Die Folge von Frequenz und Hub wurde dabei möglichst in zufälliger Reihenfolge variiert.

3. Ergebnisse

Die Abb. 24 zeigt die Beziehung zwischen dem arteriellen CO_2-Druck (p_aCO_2) und dem endexspiratorischen CO_2-Druck (p_ACO_2) für 26 Einzelversuche, die nach einer vorausgegangenen Atemperiode von ca. 30 min gewonnen wurden.

Bei allen Versuchen wurde streng darauf geachtet, daß sich in der Konzentrationskurve der Exspirationsluft mindestens ein noch eben angedeutetes Plateau einstellte.
Unter dieser Bedingung ergab die statistische Auswertung dieser Beziehung, daß sie im untersuchten Bereich von 8 bis 60 Torr folgender Gleichung gehorcht:

$$p_A CO_2 = 1{,}0236\, p_a CO_2 - 2$$

Aus dieser Gleichung läßt sich einfach errechnen, daß im untersuchten Bereich der arterielle CO_2-Druck im statistischen Mittel über dem endexspiratorischen CO_2-Druck liegt. Die Abweichung beider Größen voneinander ist jedoch relativ klein, so daß sie für die Zwecke der künstlichen Beatmung vernachlässigt werden kann.
Wie wir schon betont haben, haben wir nur solche Versuche benutzt, bei denen sich ein Plateau in der endexspiratorischen Kurve zeigte. Nur unter diesen Bedingungen kann man einigermaßen sicher sein, auch wirklich Alveolarluft zu messen.
Erhebliche Unterschiede zwischen dem arteriellen und dem endexspiratorischen CO_2-Druck traten jedoch auf, wenn sich in der exspiratorischen Konzentrationskurve kein Plateau einstellte. Um festzustellen, welcher Fehler entsteht, wenn man diese Bedingungen nicht beachtet, haben wir unter zufälligem Wechsel von Beatmungsfrequenz und Beatmungsvolumen die Differenz zwischen arteriellem $p CO_2$ und der Anzeige des endexspiratorischen Druckes gegen den alveolaren

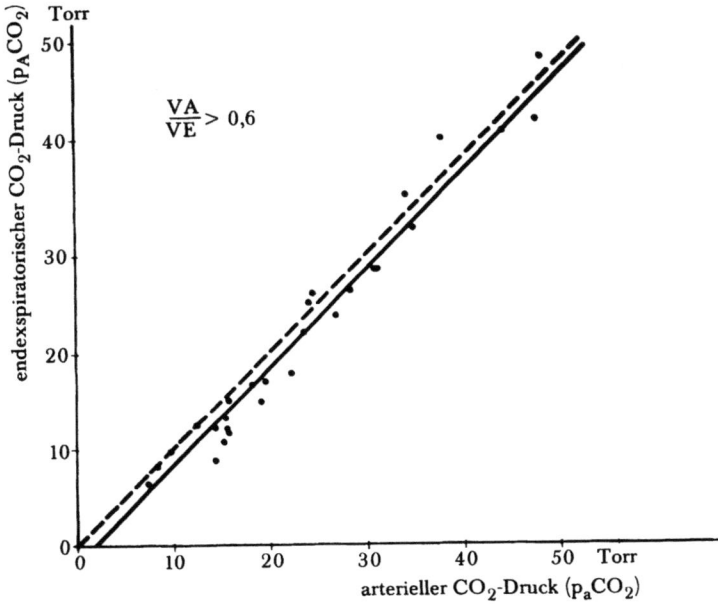

Abb. 24 Beziehung zwischen arteriellem und endexspiratorischem CO_2-Druck bei künstlicher Beatmung für einen Wirkraumanteil von $< 60\%$

Wirkungsgrad V_A/V_E aufgetragen. V_A/V_E gibt den Wirkraumanteil am Atemzugvolumen an, der eine Funktion der Atemfrequenz und der CO_2-Abgabe/kg Körpergewicht ist (STEGEMANN (1963[1])). Der klaren Darstellung wegen haben wir auf die einzelnen Meßpunkte verzichtet und nur die Mittelwertskurve gezeichnet (Abb. 25). Wie man deutlich sieht, bleibt bis zu einem Quotienten V_A/V_E von etwa 0,6 die Differenz zwischen $p_a CO_2$ und $p_A CO_2$ in dem Bereich, den auch die Abb. 24 zeigte. Wird der Wirkraumanteil kleiner bzw. der Totraumanteil größer, so erreicht die Alveolarluft offensichtlich nicht mehr die Meßkammer, sondern es tritt eine »Mißweisung« ein, die durch die Mischluft vorgetäuscht wird.

Aus einem Kollektiv von 10 Hunden, bei denen der kleinste 7 kg und der größte 33 kg wog, haben wir in Abb. 26 aufgetragen, bei welcher CO_2-Abgabe/kg Körpergewicht und bei welcher Beatmungsfrequenz ein jeweils gleiches V_A/V_E erreicht wird. Dabei stellt $V_A/V_E = 0,6$ (dicke Linie) die Grenzebedingung dar, bei der man abhängig von Beatmungsfrequenz und CO_2-Aufnahme gerade noch Alveolarluft in der Meßkammer messen kann.

4. Diskussion

Das für die vorliegende Problemstellung wichtigste Ergebnis ist, daß man bei Hunden mit Hilfe des endexspiratorischen CO_2-Druckes den arteriellen CO_2-Druck bis etwa 3 Torr genügend genau messen kann, sofern der Wirkraumanteil am Gesamthubvolumen größer als 60% ist. In früheren Untersuchungen (STEGE-

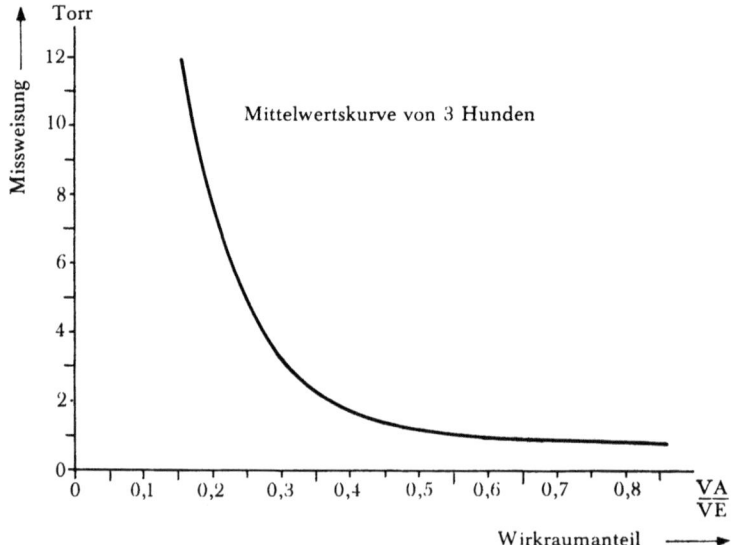

Abb. 25   Mißweisung $= p_a CO_2 - p_A CO_2$
Wird der Wirkraumanteil am Atemzugvolumen V_A/V_E zu klein, so erreicht nur noch Mischluft die Meßzelle. Um Alveolarluft messen zu können, muß V_A/V_E mindestens den Wert von 0,6 haben

MANN (1963[1])) konnten wir festlegen, von welchen Parametern dieser Wirkraumanteil abhängig war: von der Atemfrequenz und von der CO_2-Abgabe/kg Körpergewicht. Der erste Teil der vorliegenden Untersuchungen zeigte, daß prinzipiell diese Beobachtung auch für den Menschen gültig ist, wenn auch die Absolutwerte unterschiedlich sind.

Die Werte der Abb. 26 geben uns die Möglichkeit, die Grenzen der zulässigen Höchstbeatmungsfrequenz festzulegen, die von der CO_2-Abgabe/kg Körpergewicht beeinflußt werden. Bei Hunden, die unter Grundumsatzbedingungen beatmet werden, wird die CO_2-Anzeige also falsch, wenn die Beatmungsfrequenz höher als 30/min wird, weil die zulässige Größe von V_A/V_E bei der CO_2-Abgabe/kg Körpergewicht von 5 ml/kg überschritten wird. Diese 5 ml/kg Körpergewicht entsprechen etwa dem Grundumsatz beim Hund. Bei Hypothermie, bei der der Stoffwechsel und damit die CO_2-Abgabe reduziert ist, müßte die Beatmungsfrequenz noch langsamer sein, um den arteriellen pCO_2 richtig zu messen.

In der vorliegenden Diskussion wollen wir deshalb versuchen, einen graphischen Weg aufzuzeigen, mit dem man zunächst für die Tierversuche den Bereich ermitteln kann, in dem man die Atemfrequenz und das Atemhubvolumen verändern kann und dabei trotzdem noch eine richtige Anzeige des arteriellen pCO_2 in den oben angegebenen Grenzen erhält.

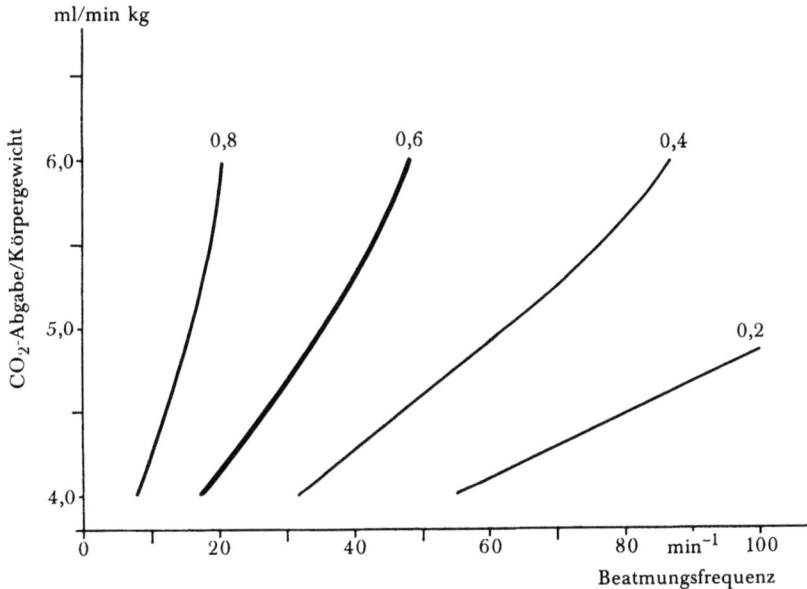

Abb. 26 Beziehung zwischen Beatmungsfrequenz und CO_2-Abgabe/kg Körpergewicht für jeweils gleichen Wirkraumanteil am Atemzugvolumen. Ein Wirkraumanteil, der kleiner als 0,6 ist, bewirkt, daß die Alveolarluft die Meßkammer nicht mehr erreicht. Will man den alveolaren CO_2-Druck richtig messen, so darf die Beatmungsfrequenz die dick gezeichnete Linie nicht überschreiten

Bei künstlicher Beatmung wird der arterielle $p\mathrm{CO_2}$ durch vier Größen bestimmt: durch die $\mathrm{CO_2}$-Produktion und -Abgabe des Tieres sowie durch Hub und Frequenz der Beatmungspumpe. Unter steady state Bedingungen werden Produktion und Abgabe an $\mathrm{CO_2}$ gleich, so daß man sich auf einen dieser Werte beschränken kann.

Wir haben aus dem Diagramm der Abb. 25 berechnet, welche Kombination von Hubvolumen und Beatmungsfrequenz für eine $\mathrm{CO_2}$-Abgabe einen arteriellen $\mathrm{CO_2}$-Druck von 40 mm Hg ergibt (Abb. 27). Wir setzen zunächst einmal voraus, daß die $\mathrm{CO_2}$-Abgabe, symbolisiert durch $\dot{V}\mathrm{CO_2}$, konstant sei. Wir machen dazu noch eine Annahme, von der wir von vornherein wissen, daß sie falsch ist: wir nehmen nämlich an, der Wirkraumanteil V_A/V_E sei immer konstant, also unabhängig von der Frequenz. Ein ganz bestimmter Wert für die Gesamtventilation $V_E \cdot f = \dot{V}_E$ würde dann immer einen ganz bestimmten $p\mathrm{CO_2}$ ergeben. Diese Gesamtventilation könnte mit kleinem Hubvolumen und hoher Frequenz eingestellt werden, man könnte aber auch ein hohes Hubvolumen und eine kleine Frequenz nehmen. Wichtig ist nur, daß das Produkt aus beiden Größen gleich ist. Trägt man V_E gegen f auf, so ergibt sich eine hyperbolische Kurve. Diese Kurve ist punktiert dargestellt. Sie besagt, daß $\dot{V}_E$ in jedem Punkt konstant ist.

Falsch ist, daß der Wirkraumanteil V_A/V_E konstant ist, sondern er nimmt in Wirklichkeit mit zunehmender Frequenz ab. Die Wirkung der Gesamtventilation auf den $p\mathrm{CO_2}$ nimmt also mit steigender Frequenz ab, weil der Wirkraumanteil

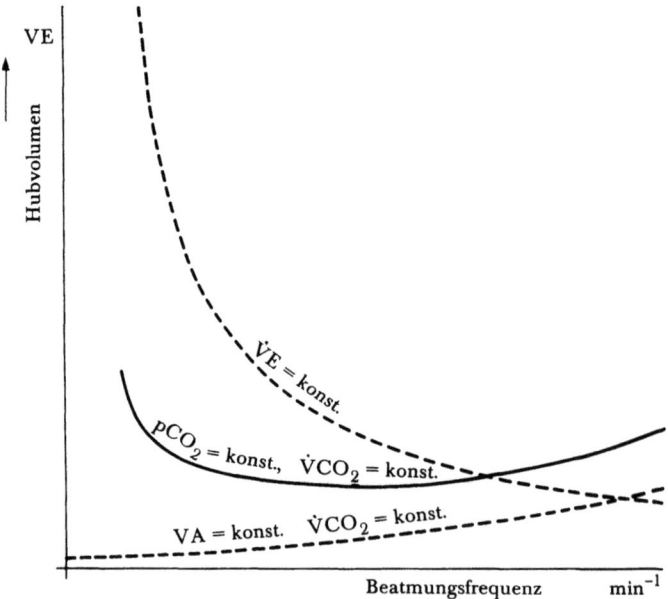

Abb. 27   Diagramm zur graphischen Berechnung des arteriellen $\mathrm{CO_2}$-Druckes in Abhängigkeit von Hubvolumen und Beatmungsfrequenz bei konstanter $\mathrm{CO_2}$-Abgabe des Tieres (nähere Erläuterung im Text)

immer kleiner und der Totraumanteil immer größer wird. V_A/V_E nimmt mit zunehmender Frequenz mit einer negativen e-Funktion ab (STEGEMANN (1963[1])). Um die abnehmende Wirkung der Ventilation zu kompensieren und das V_A, den Wirkraum, konstant zu halten, müssen wir V_E mit steigender Frequenz deshalb exponentiell erhöhen. Um konstanten $p\mathrm{CO}_2$ zu erhalten, müssen wir also die Gesamtventilation V_E jedes Mal um soviel mehr erhöhen, um wieviel die Wirkung abnimmt, d. h. beide Wirkungen multiplizieren sich. Die Kurve für konstanten $p\mathrm{CO}_2$ erhalten wir also, wenn wir für jede Beatmungsfrequenz den jeweiligen Wert der unteren Kurve mit dem jeweiligen Wert der oberen Kurve multiplizieren. Das Produkt aus beiden Kurven ist die mittlere durchgezogene Kurve. Sie zeigt an, welchen Hub man einstellen muß, um bei gegebener Frequenz ein konstantes $p\mathrm{CO}_2$ zu erreichen. Wir können diese durchgezogenen Kurven nun für jede beliebige CO_2-Abgabe berechnen.

Nach der schematischen Darstellung wollen wir nun die Kurvenschar betrachten (Abb. 28), die sich für einen Hund von 25 kg Gewicht ergibt, wenn man eine solche Rechnung durchführt. Jede einzelne Kurve ist also eine Isobare für 40 Torr $p\mathrm{CO}_2$ und für die CO_2-Abgabe/min, mit der die jeweilige Kurve gekennzeichnet ist. Nehmen wir also an, wir haben unter Grundumsatzbedingungen für diesen Hund 125 ml CO_2-Abgabe/min und wir beatmen mit einer Frequenz von 20/min, so muß der Hub 195 ml sein, um ein $p\mathrm{CO}_2$ von 40 mm Hg zu erhalten. Beatmen wir aber nur mit 10/min, so müssen wir einen Hub von 307 ml einstellen, um das $p\mathrm{CO}_2$ von 40 Torr zu erhalten.

Die Aufgabe, die wir uns gestellt hatten, war, die Wirkung von Stoffwechseländerungen auf das $p\mathrm{CO}_2$ auszugleichen. Nehmen wir also an, der Hund erhöht während der Beatmung seinen Stoffwechsel um 100%, also von 125 auf 250 ml CO_2-

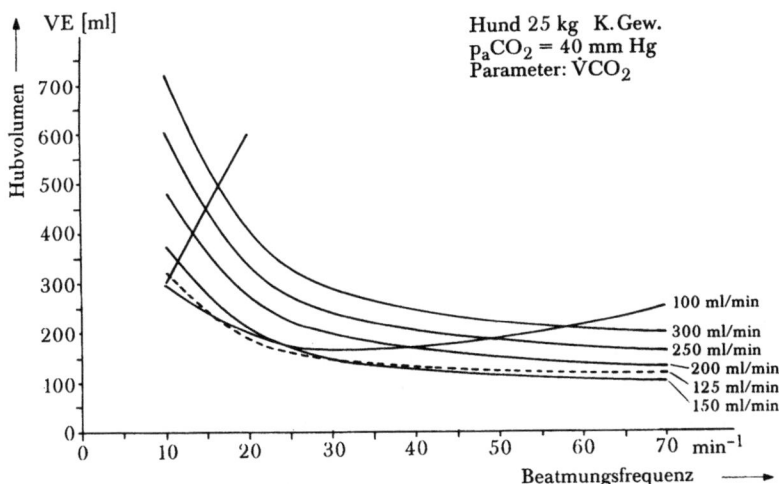

Abb. 28 Kombinationen von Hubvolumen und Beatmungsfrequenz für verschiedene CO_2-Abgaben, die gleiches arterielles $p\mathrm{CO}_2$ ergeben (nähere Erläuterung im Text)

Abgabe/min, so müssen wir auf die Isobare von 250 ml/min $\dot{V}CO_2$ springen, wenn pCO_2 konstant bleiben soll. Dafür haben wir theoretisch viele Möglichkeiten. Betrachten wir die beiden Extreme, d. h. wir erhöhen nur die Frequenz, die, nehmen wir an, vorher 15/min war, so müssen wir sie jetzt auf 27/min erhöhen, oder der andere Extremfall, wir verändern nur den Hub bei konstanter Frequenz und müssen dann von 250 auf 420 ml erhöhen. Wir würden selbst bei reiner Frequenzänderung die zulässige Höchstfrequenz nach Abb. 26 nicht überschreiten.

Bei dem hier diskutierten Tier liegt die CO_2-Abgabe bei 125 ml/min unter Grundumsatzbedingungen. Würde der Umsatz auf 80% des Sollumsatzes gesenkt werden, so laufen die Linien für die Parameter durcheinander. Bei Beatmungsfrequenzen, die größer als 25/min sind, muß sogar bei einer Steigerung der Frequenz das Hubvolumen größer werden, um ein konstantes pCO_2 zu erreichen. In diesem Bereich überwiegt die Zunahme an Totraum über die Zunahme der Ventilationswirkung. Auch im Bereich niedriger Beatmungsfrequenzen hat die Frequenzänderung einen kleineren Effekt, als sie unter normalen Stoffwechselbedingungen haben würde.

In allen betrachteten Fällen würde man, wenn man Hub und Frequenz etwa entsprechend der eingezeichneten Geraden bei Stoffwechseländerungen verstellt, richtige arterielle CO_2-Drucke messen können. Einer automatisch geregelten Beatmung nach dem endexspiratorisch gemessenen CO_2-Wert dürften von dieser Seite keine Schwierigkeiten entgegenstehen.

Welcher arterielle pCO_2 vorgegeben wird, muß sich dabei selbstverständlich nach den übrigen Bedingungen richten, wobei man besonders die Wasserstoffionenkonzentration und den O_2-Druck im arteriellen Blute berücksichtigen muß.

Zusammenfassung

Im ersten Teil wurden der funktionelle Totraum und das Verhältnis von alveolarer Ventilation zur Gesamtventilation (der alveolare Wirkungsgrad) bei spontan atmenden Versuchspersonen im steady state bei Ruhe und bei Fahrradergometerarbeit untersucht. Der zur Berechnung der alveolaren Ventilation notwendige CO_2-Druck wurde im arteriellen Blut bestimmt.

Der funktionelle Totraum blieb im untersuchten Bereich von 1 bis 15 mkp/sec unabhängig von der Leistung weitgehend konstant. Der alveolare Wirkungsgrad nahm mit steigender Leistung zu. Es zeigte sich, daß der alveolare Wirkungsgrad um so höher war, je mehr CO_2/Atemzug und pro kg Körpergewicht abgegeben wurde, was wiederum nur vom Atemzugvolumen abhängig war. Die von anderen Autoren am Hund bei künstlicher Beatmung gefundene Zunahme des funktionellen Totraumes mit der Atemfrequenz wird beim arbeitenden Menschen dadurch kompensiert, daß eine erhöhte Atemfrequenz auch mit einer entsprechend erhöhten CO_2-Abgabe verbunden ist. Hyperventilation verminderte den arteriellen viel weniger als den alveolaren CO_2-Druck.

Der arterielle CO_2-Druck nahm bei steigender Leistung bei allen Versuchspersonen zunächst zu, fiel dann aber bei zwei Versuchspersonen bei höherer Leistung wieder ab. Es konnte gezeigt werden, daß diese Abnahme den alveolaren Wirkungsgrad bei hohen Leistungsstufen verbessert.

In der zweiten Versuchsreihe wurde am künstlich beatmeten Hund untersucht, welche Kombinationen von Atemfrequenz, Atemhubvolumen und CO_2-Abgabe den gleichen alveolaren Wirkungsgrad ergeben. Da gleicher alveolarer Wirkungsgrad gleichen Anteil des funktionellen Totraumes am Atemzugvolumen bedeutet, bestimmt er die Grenze, bei der der endexspiratorische CO_2-Druck repräsentativ für den alveolaren CO_2-Druck ist. Es zeigte sich, daß der alveolare CO_2-Druck endexspiratorisch noch richtig angezeigt wird, wenn der Totraumanteil am Gesamthubvolumen 40% nicht überschreitet. Bei höheren Totraumanteilen wird statt der Alveolarluft endexspiratorisch nur Mischluft gemessen. Die Ergebnisse werden darauf untersucht, ob eine selbsttätig geregelte, künstliche Beatmung sinnvoll ist, deren Regelgröße der endexspiratorische CO_2-Druck ist. Es zeigte sich, daß durch eine solche Anlage der arterielle CO_2-Druck hinlänglich gut konstant gehalten werden kann, solange Frequenz und Hub der Pumpe keinen alveolaren Wirkungsgrad von weniger als 60% verursachen.

Literaturverzeichnis

AITKEN, R. S., and A. E. CLARK-KENNEDY, On the fluctuation in the composition of the alveolar air during the respiratory cycle in muscular exercise. J. Physiol. (Lond.) *65*, 389 (1928).

ALBERS, C.[1], Der Mechanismus des Wärmehechelns beim Hund. I. Die Ventilation und die arteriellen Blutgase während des Wärmehechelns. Pflügers Arch. ges. Physiol. *274*, 125 (1961).

ALBERS, C.[2], Der Mechanismus des Wärmehechelns beim Hund. II. Der respiratorische Stoffwechsel während des Wärmehechelns. Pflügers Arch. ges. Physiol. *274*, 148 (1961).

ASMUSSEN, E., and M. NIELSEN, Physiological dead space and alveolar gas pressures at rest and during muscular exercise. Acta physiol. scand. *38*, 1 (1957).

ASMUSSEN, E., and M. NIELSEN, Experiments on nervous factors controlling respiration and circulation during exercise employing blocking of the blood flow. Acta physiol. scand. *60*, 103 (1964).

ASTRAND, P. O., and I. RYHMING, A nomogram for calculation of aerobic capacity (physical fitness) from pulse rate during submaximal work. J. appl. Physiol. *7*, 218 (1954).

Astrup, P., A simple electrometric technique for the determination of carbon dioxide tension in blood and plasma, total content of carbon dioxide in plasma, and bicarbonate content in "separated" plasma at a fixed carbon dioxide tension (40 mm Hg). Scand. J. Clin. & Lab. Investig. 8, 33 (1956).

Bannister, R. G., D. J. C. Cunningham and C. G. Douglas, The carbon dioxide stimulus to breathing in severe exercise. J. Physiol. (Lond.) 125, 90 (1954).

Bartels, J., I. W. Severinghaus, R. E. Forster, W. A. Briscoe and D. V. Bates, The respiratory dead space measured by single breath analysis of oxygen, carbon dioxide, nitrogen or helium. J. clin. Invest. 33, 41 (1954).

Birath, G. (1954), zit. nach P. H. Rossier, A. Bühlmann und K. Wiesinger, Physiologie und Pathophysiologie der Atmung. Berlin–Göttingen–Heidelberg 1958.

Birath, G., Respiratory dead space measurements in a model lung and healthy human subjects according to the single breath method. J. appl. Physiol. 14, 517 (1959).

Bohr, Chr., Über die Lungenatmung. Scand. Arch. Physiol. 2, 236 (1891).

Briscoe, W. A., R. E. Forster and I. H. Comroe, Alveolar ventilation at low tidal volumes. J. appl. Physiol. 7, 1 (1954).

Bruck, A., Ph. Haas und W. Ulmer, Ein schnellanzeigender Ultrarotabsorptionsschreiber zur fortlaufenden Messung der Kohlensäurekonzentration in der Atemluft. Pflügers Arch. ges. Physiol. 259, 142 (1954).

Campbell, J. M. H., C. G. Douglas and F. G. Hobson, The sensitiveness of the respiratory centre to carbonic acid, and the dead space during hyperpnoea. J. Physiol. (Lond.) 48, 303 (1914).

Cohn, J. E., D. G. Carroll, B. W. Armstrong, R. H. Shepard and R. L. Riley, Maximal diffusing capacity of the lung in normal male subjects of different ages. J. appl. Physiol. 6, 588 (1954).

Cooper, D. Y., G. L. Emmel, R. H. Kough and C. J. Lambertsen, Effects of CO_2 induced hyperventilation upon the alveolar-arterial pO_2 difference and the functional respiratory dead space in normal men. Fed. Proc. 12, 28 (1953).

Dill, D. B., L. H. Hurxthal, C. van Caulaert, A. Fölling and A. V. Bock, The carbon dioxide equilibrium in alveolar air and arterial blood. II. Resting subjects. J. Biol. Chem. 74, 303 (1927).

Dill, D. B., J. S. Lawrence, L. M. Hurxthal and A. V. Bock[2], The carbon dioxide equilibrium in alveolar air and arterial blood. III. Exercising subjects. J. Biol. Chem. 74, 313 (1927).

Douglas, C. G., and J. S. Haldane, The capacity of the air passages under varying physiological conditions. J. Physiol. (Lond.) 45, 235 (1912).

DuBois, A. B., A. G. Britt and W. O. Fenn, Alveolar CO_2 during the respiratory cycle. J. appl. Physiol. 4, 535 (1952).

DuBois, A. B., R. C. Fowler, A. Soffer and W. O. Fenn, Alveolar CO_2 measured by exspiration into the rapid infrared gas analyzer. J. appl. Physiol. 4, 526 (1952).

Eckoldt, K., und W. Roth, Verhalten des endexspiratorischen CO_2-Druckes ($P_{CO_2 E}$), bei Trainierten und Untrainierten während körperlicher Belastung. Jahrestagung der Arbeitsgemeinschaft der Physiologen in der Deutschen Demokratischen Republik, Rostock 1966.

Enghoff, H., Zur Frage des schädlichen Raumes bei der Atmung. Eine statistische Studie. Scand. Arch. Physiol. 63, 15 (1931).

Enghoff, H., Volumen inefficax. Bemerkungen zur Frage des schädlichen Raumes. Upsala Lätz. Gör. Förh. N.F. 44, 191 (1938).

FILLEY, G. F., F. GREGOIR and G. W. WRIGHT, Alveolar and arterial oxygen tensions and the significance of the alveolar-arterial oxygen tension difference in normal men. J. clin. Invest. *33*, 517 (1954).

FISHMAN, A. P., Studies in man of the volume of the respiratory dead space and the composition of the alveolar gas. J. clin. Invest. *33*, 469 (1954).

FOWLER, R. C., Rapid infrared gas analyzer. Rev. Scientific Instruments 20, 175 (1949).

FRUMIN, M. J., Clinical use of a physiological respirator producing N_2O amnesia-analgesia. Anesthesiology *18*, 290 (1957).

GROSSE-BROCKHOFF, F., und W. SCHOEDEL[1], Eine Apparatur zur Untersuchung der Veränderungen der alveolaren Exspirationsluft in der Ausatmungszeit. Pflügers Arch. ges. Physiol. *238*, 204 (1936).

GROSSE-BROCKHOFF, F., und W. SCHOEDEL[2], Der effective schädliche Raum. Pflügers Arch. ges. Physiol. *238*, 213 (1936).

HALDANE, J. S., The variations in the effective dead space in breathing. Amer. J. Physiol. *38*, 20 (1915).

HALDANE, J. S., and J. G. PRIESTLEY, The regulation of the lung-ventilation. J. Physiol. (Lond.) *32*, 225 (1905).

HECKSCHER, H., H. FADDERS-BÖLL und E. MOGENSEN, Untersuchungen betreffend die Konstanz der alveolären Ventilation, die Schwankungen des alveolären Kohlensäureprozentes und des alveolären Sauerstoffdefizites bei willkürlichen Variationen der Frequenz und Tiefe der Respiration. Pflügers Arch. ges. Physiol. *226*, 418 (1931).

HENDERSON, Y., F. P. CHILLINGWORTH and J. L. WHITNEY, The respiratory dead space. Amer. J. Physiol. *38*, 1 (1915).

HERBERG, D., G. REICHEL und W. T. ULMER, Untersuchungen über die Abhängigkeit des absoluten und funktionellen Totraumes von der Ausatemgeschwindigkeit, alveolären Kohlensäurekonzentration, Atemmittellage und vom Lebensalter. Pflügers Arch. ges. Physiol. *270*, 467 (1960).

KALTREIDER, N. L., W. W. FRAY and H. V. HYDE (1938), zit. nach P. H. ROSSIER, A. BÜHLMANN und K. WIESINGER, Physiologie und Pathophysiologie der Atmung. Berlin–Göttingen–Heidelberg 1958.

KESSELER, K., Beziehungen der endexspiratorischen CO_2-Spannung bei Arbeit zur körperlichen Leistungsfähigkeit. Pflügers Arch. ges. Physiol. *287*, 176 (1966).

KROGH, A., and J. LINDHARD, The volume of the dead space in breathing. J. Physiol. (Lond.) *47*, 30 (1913).

KROGH, A., and J. LINDHARD, On the average composition of the alveolar air and its variations during respiratory cycle. J. Physiol. (Lond.) *47*, 431 (1914).

KROGH, A., and J. LINDHARD, The volume of the dead space in breathing and the mixing of gases in the lungs of man. J. Physiol. (Lond.) *51*, 59 (1917).

KRZYWANEK, F. W., und M. STEUBER[1], Über die Gewinnung der Alveolarluft und die Größe des schädlichen Raumes beim Hunde. Pflügers Arch. ges. Physiol. *194*, 477 (1922).

KRZYWANEK, F. W., und M. STEUBER[2], Ein Beitrag zur Größe des toten Raumes in den Atmungswegen. Pflügers Arch. ges. Physiol. *197*, 624 (1922).

LIM, T. P. K., U. C. LUFT and F. S. GRODINS, Effects of cervical vagotomy on pulmonary ventilation and mechanics. J. appl. Physiol. *13*, 317 (1958).

LINDHARD, J., The dead space in breathing. J. Physiol. (Lond.) *48*, 44 (1914).

LOEWY, A., Über die Bestimmung der Größe des »schädlichen Luftraumes« im Thorax und der alveolaren Sauerstoffspannung. Pflügers Arch. ges. Physiol. *58*, 416 (1894).

Luft, K. F., Z. techn. Physik 24, 97 (1943), zit. nach A. Bruck, Ph. Haas und W. Ulmer, Pflügers Arch. ges. Physiol. *259*, 142 (1954).

Miller, W. S., J. of Morph. 8, 165 (1893), zit. nach J. S. Haldane, Amer. J. Physiol *38*, 20 (1915).

Moncrieff, A., Tests for respiratory efficiency: The socalled dead space. Lancet I, 956 (1933).

Müller, E. A., Ein Leistungspulsindex als Maß der Leistungsfähigkeit. Arbeitsphysiologie *14*, 271 (1950).

Müller, E. A., Fahrradergometer – Gradmesser der Muskelarbeit. Radmarkt *4*, 14 (1952).

Müller, E. A., und H. Franz, Energieumsatzmessungen bei beruflicher Arbeit mit einer verbesserten Respirationsgasuhr. Arbeitsphysiologie *14*, 499 (1952).

Müller, E. A., und A. Heising, Methoden des Max-Planck-Institutes für Arbeitsphysiologie, Dortmund 1958.

Müller, E. A., und G. Solbach, Methoden des Max-Planck-Institutes für Arbeitsphysiologie, Dortmund 1958.

Pappenheimer, J. R., A. P. Fishman and L. M. Borrero, New experimental methods for determination of effective alveolar gas composition and respiratory dead space, in anesthetized dog and in man. J. appl. Physiol. *4*, 855 (1952).

Rahn, H., and A. B. Otis, Continous analysis of alveolar gas composition during work, hyperpnea, hypercapnia and anoxia. J. appl. Physiol. *1*, 717 (1949).

Reindell, H., K. König und H. Steim, Therapiebeurteilung, Herzvolumen und Spiroergometrie. Verh. Dtsch. Ges. Kreislauf.-Forsch. *26*, 321 (1960).

Riley, R. L., and A. Cournand (1946), zit. nach P. H. Rossier, A. Bühlmann und K. Wiesinger, Physiologie und Pathophysiologie der Atmung. Berlin–Göttingen–Heidelberg 1958.

Riley, R. L., and A. Cournand, »Ideal« alveolar air and the analysis of ventilation-perfusion relationships in the lungs. J. appl. Physiol. *1*, 825 (1949).

Rohrer, F., Der Strömungswiderstand in den menschlichen Atemwegen und der Einfluß der unregelmäßigen Verzweigung des Bronchialsystems auf den Atmungsverlauf in verschiedenen Lungenbezirken. Pflügers Arch. ges. Physiol. *162*, 225 (1915).

Rossier, P. H., und A. Bühlmann (1950), zit. nach E. Asmussen and M. Nielsen, Acta physiol. scand. *38*, 1 (1957).

Rossier, P. H., A. Bühlmann und K. Wiesinger, Physiologie und Pathophysiologie der Atmung. Berlin–Göttingen–Heidelberg 1958.

Rossier, P. H., und H. Méan (1942), zit. nach P. H. Rossier, A. Bühlmann und K. Wiesinger, Physiologie und Pathophysiologie der Atmung. Berlin–Göttingen–Heidelberg 1958.

Scholander, P. F., Analyzer for accurate estimation of respiratory gases in one half cubic centimeter samples. J. Biol. Chem. *167*, 235 (1947).

Severinghaus, J. W., and M. Stupfel, Alveolar dead space as an index of distribution of blood flow in pulmonary capillaries. J. appl. Physiol. *10*, 335 (1957).

Severinghaus, J. W., M. Stupfel and A. F. Bradley, Variations of serum carbonic acid pK'-with pH and temperature. J. appl. Physiol. *9*, 197 (1956).

Siebeck, R. (1910), zit. nach R. Siebeck, Scand. Arch. Physiol. *25*, 81 (1911).

Siebeck, R., Über den Gasaustausch zwischen Außenluft und Alveolen. II. Über die Bedeutung und Bestimmung des schädlichen Raumes bei der Atmung. Scand. Arch. Physiol. *25*, 81 (1911).

SIGGAARD-ANDERSEN, O., The $pH - \log pCO_2$ blood acid base nomogramm revised. Scand. J. Clin. & Lab. Investig. *14*, 598 (1962).

SIGGAARD-ANDERSEN, O., The acid-base status of the blood. Copenhagen. Munksgaard (1964).

SLYKE, D. D. VAN, und I. M. NEILL, The determination of gases in blood and other solutions by vacuum extractions and manometric measurement. J. Biol. Chem. *61*, 554 (1924).

STEGEMANN, J., Rationalisierung und Arbeitsphysiologie. Keramische Zeitschrift *7*, 562 (1955).

STEGEMANN, J., Einrichtung zur selbsttätigen Regelung der alveolären CO_2-Konzentration am narkotisierten Versuchstier. Pflügers Arch. ges. Physiol. *270*, 81 (1959).

STEGEMANN, J.[1], Die Abhängigkeit des funktionellen Totraumes von Beatmungstiefe und Beatmungsfrequenz bei künstlicher Respiration. Pflügers Arch. ges. Physiol. *276*, 398 (1963).

STEGEMANN, J.[2], Zum Mechanismus der Pulsfrequenzeinstellung durch den Stoffwechsel. I. Der Einfluß des Stoffwechsels in einer vom Kreislauf isolierten Muskelgruppe auf das Verhalten der Pulsfrequenz. Pflügers Arch. ges. Physiol. *276*, 481 (1963).

STEGEMANN, J.[3], Zum Mechanismus der Pulsfrequenzeinstellung durch den Stoffwechsel. II. Der Einfluß elektrischer Reizung eines zentralen Spinalnervenstumpfes auf den Kreislauf des Hundes. Pflügers Arch. ges. Physiol. *276*, 493 (1963).

STEGEMANN, J.[4], Zum Mechanismus der Pulsfrequenzeinstellung durch den Stoffwechsel. III. Das Stoffwechsel-Kreislaufsystem unter dem Gesichtspunkt des biologischen Regelkreises. Pflügers Arch. ges. Physiol. *276*, 500 (1963).

STEGEMANN, J.[5], Zum Mechanismus der Pulsfrequenzeinstellung durch den Stoffwechsel. IV. Zur Frage der Lokalisation der stoffwechselempfindlichen Muskelreceptoren. Pflügers Arch. ges. Physiol. *276*, 511 (1963).

STEGEMANN, J., Atemantriebe durch Muskelischämie beim Menschen in Ruhe. Pflügers Arch. ges. Physiol *288*, 297 (1966).

STEGEMANN, J., HANS.-V. ULMER und D. BÖNING, Auslösung peripherer neurogener Atmungs- und Kreislaufantriebe durch Erhöhung des CO_2-Druckes in größeren Muskelgruppen. Pflügers Arch. ges. Physiol. *293*, 155 (1967).

STUCKI, R., Influence de la fréquence respiratoire sur les espaces morts anatomiques et alvéolaire du chien. Helv. physiol. Acta *21*, 27 (1963).

SUSKIND, M., R. A. BRUCE, M. E. MCDOWELL, P. N. G. YU and F. W. LOVEJOY, Normal variations in end tidal air and arterial blood carbon dioxide and oxygen tension during moderate exercise. J. appl. Physiol. *3*, 282 (1950).

ULMER, W., Untersuchungen bei Menschen und Hunden über die Wirksamkeit herzsynchroner Mischungsvorgänge in den Atemwegen. Pflügers Arch. ges. Physiol. *268*, 460 (1959).

ULMER, W., und M. STAMMBERGER, Untersuchungen über den funktionellen Totraum bei Arbeit und bei willkürlich vertiefter Atmung. Pflügers Arch. ges. Physiol. *268*, 484 (1959).

YOUNG, A. C., Dead space at rest and during exercise. J. appl. Physiol. *8*, 91 (1955).

ZUNTZ, N., Physiologie der Blutgase und des respiratorischen Gaswechsels. Hermanns Handb. d. Physiol. Band IV, Teil 2, S. 1 (1882).

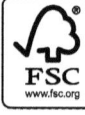

MIX
Papier aus verantwortungsvollen Quellen
Paper from responsible sources
FSC® C105338

If you have any concerns about our products,
you can contact us on
ProductSafety@springernature.com

In case Publisher is established outside the EU,
the EU authorized representative is:
**Springer Nature Customer Service Center GmbH
Europaplatz 3, 69115 Heidelberg, Germany**

Printed by Libri Plureos GmbH
in Hamburg, Germany